DE LA
MALADIE ÉPILEPTIQUE VRAIE

PAR

P.-L. LEGRAND,

DOCTEUR EN MÉDECINE,

Ex-interne des hôpitaux de Lille,
Ex-interne de l'Asile public d'Aliénés d'Armentières.

LILLE,

IMPRIMERIE L. DANEL,

Rue Nationale, 93.

1879.

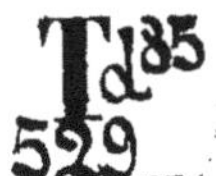

DE LA MALADIE ÉPILEPTIQUE VRAIE.

DE LA

MALADIE ÉPILEPTIQUE VRAIE

PAR

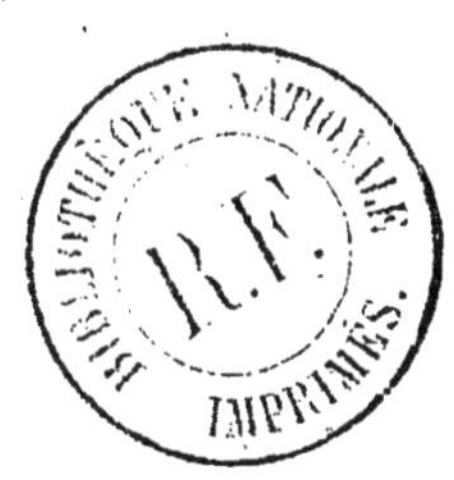

P.-L. LEGRAND,

DOCTEUR EN MÉDECINE,

Ex-interne des hôpitaux de Lille,
Ex-interne de l'Asile public d'Aliénés d'Armentières.

LILLE,

IMPRIMERIE L. DANEL,

Rue Nationale, 93.

—

1879.

INTRODUCTION.

Avant d'aborder cette étude, nous devons indiquer quel est notre but en choisissant un sujet si complexe, si souvent et si savamment traité déjà; nous voulons établir aussi les limites dans lesquelles nous prétendons rester. Assurément, nous ne pouvons vouloir faire la description de l'épilepsie; ni songer à être plus heureux et plus complet que tant d'auteurs illustres qui se sont occupés de cette affection. Nous nous sommes placé à un point de vue tout à fait spécial, qui n'a été qu'entrevu jusque dans ces derniers temps et que M. Lasègue, le premier, a mis en lumière, tout dernièrement. Nous ne sortirons pas de cet ordre d'idées et nous n'étudierons dans l'affection que ce qui a trait à notre sujet particulier.

Maladie aussi fréquente que terrible, l'épilepsie a été connue dès la plus haute antiquité et les noms de mal divin, mal caduc, mal sacré, haut mal, mal comitial, etc., montrent suffisamment quelles terreurs, plus ou moins superstitieuses, ses manifestations ont toujours inspirées. Nous ne ferons pas, après tant d'autres, l'historique de cette affection, nous nous contenterons de dire que, de tout temps, un grand nombre d'observateurs habiles, de savants illustres en ont fait le sujet de leurs études. Une foule de théories ont été émises sur sa nature et sur son siége, et l'on peut avancer, sans crainte d'être accusé d'exagération, que tous les moyens ont été, employés, toutes les ressources de la thérapeutique essayées, pour y apporter remède. Il n'est pas jusqu'aux pratiques les plus absurdes du charlatanisme, qu'on n'ait mises en œuvre pour soulager les malheureux atteints du haut mal. Nous avons eu, entre autres, l'occasion d'observer un épileptique, à qui l'on avait conseillé de porter sur la poitrine une noisette creuse, dans laquelle on avait introduit un morceau de papier où étaient écrites certaines maximes: le malade la portait religieusement, croyant qu'elle diminuait tout au moins le nombre de ses attaques. Nous ne reviendrons pas davantage sur les symptômes de l'épilepsie ; à notre avis il reste bien peu de choses à ajouter à la description des crises épileptiques et de leurs variétés. Enfin nous ne discuterons pas les théories diverses qui ont été émises sur la nature du mal et sur son siége. Examiner quelle modification du système nerveux peut, à la fois, produire la convulsion et la perte de connaissance et chercher si la lésion existe ou non dans le bulbe rachidien, nous paraît une tâche au-dessus de nos forces et de notre érudition; nous laissons ces graves questions à des hommes plus compétents et plus à même de faire de nouvelles expériences. Sans prétendre être plus heureux que les hommes illustres qui nous ont précédé dans la même voie, nous croyons cependant que chacun doit coopérer, pour sa part, si faible qu'elle soit, à trouver la vérité, et apporter sa pierre à l'édifice ; quelque mince que soit le secours, on ne doit point le négliger ; nous voulons seulement établir le résultat de recherches et d'observations, faites durant le cours de nos études et surtout durant notre internat à l'asile d'aliénés d'Armentières ; heureux si, par là, nous pouvons contribuer à répandre la connaissance d'une affection aussi grave que l'est l'épilepsie et rendre quelques services à l'humanité.

Nous devons ici remercier M. le docteur Bouteille, professeur à la Faculté de médecine de Lille et directeur médecin de l'asile d'aliénés d'Armentières, d'avoir bien voulu favoriser nos recherches. Grâce à son obligeance et à la situation très-favorable dans laquelle nous nous trouvions à l'asile, nous avons pu étudier les nombreux épileptiques qui s'y trouvent et nous faire une opinion sur les idées émises par M. Lasègue dans une communication faite à l'Académie de médecine et publiée dans les archives générales de médecine (1). Nous analyserons ce travail, nous donnerons le résultat de nos propres recherches et nous appuierons nos idées par des faits dont les observations nous sont presque toutes personnelles ; la plupart ont pour objet des épileptiques internés, d'autres ont été tirés du dehors, car malheureusement les cas ne manquent pas, et il n'y a que trop de malheureux propres à servir d'exemple. Parmi ces dernières observations, l'une, dont le sujet est un

(1) Archives générales de médecine. — Juillet 1877. — *Épilepsie par malformation du crâne.*

jeune garçon, a été suivie avec la plus vive sollicitude; une autre, celle d'une petite fille, du même âge, qui présentait des conditions analogues, a été prise aussi par nous-mêmes avec le plus grand soin ; nous pouvons en garantir tous les détails car nous avons pu vérifier la plus grande partie des accidents ; ces deux cas sont très-intéressants au point de vue de l'étiologie, du diagnostic et du traitement de l'affection ; ils nous ont paru de nature à montrer ce qu'est l'épilepsie dans le jeune âge, comment elle peut se continuer par la suite avec la véritable maladie épileptique et être confondue avec elle.

Le but de notre travail est d'établir qu'il y a une maladie épileptique vraie, entité morbide, à laquelle, seule, appartient le nom de mal caduc, et différant, dans ses causes, ses caractères et ses conséquences des affections diverses dites épilepsies symptomatiques avec lesquelles tous les auteurs l'ont jusqu'ici confondue. Nous commencerons donc par établir la distinction de l'épilepsie d'avec les maladies à phénomènes épileptiformes ; nous étudierons ensuite les causes de la maladie épileptique ; enfin nous examinerons le traitement de l'affection et nous verrons quelle est l'influence du bromure de potassium sur l'attaque épileptique et sur l'affection elle-même.

DE LA MALADIE ÉPILEPTIQUE VRAIE.

CHAPITRE PREMIER.

Distinction de l'Épilepsie et des phénomènes épileptiformes.

Il a régné, et il règne encore, dans toutes les descriptions de l'Epilepsie, une étrange confusion, et quand on étudie les ouvrages, même les plus autorisés, on est frappé, tout d'abord, de la variété des opinions sur les points les plus importants de cette affection, sur ses débuts, ses causes, son pronostic, son traitement, sans parler de la nature même du mal. Tous les auteurs, même pris en particulier, paraissent le plus souvent indécis et ils ne sont affirmatifs que pour les symptômes. On donne au mal les causes les plus singulières et les moins scientifiques; on va jusqu'à admettre une habitude pathologique. Pour les uns, l'épilepsie est une affection curable ; pour d'autres , elle ne l'est que dans certains cas , par exemple , ceux qui ne sont pas héréditaires ; pour d'autres encore, elle est toujours et fatalement incurable. Disons en passant que ces derniers sont ceux qui, par leur situation, ont été le plus à même d'observer de véritables épileptiques. Que dire de la variété de ses traitements qui tous sont préconisés comme excellents et le dernier seul étant infaillible? Il n'est personne qui n'ait lu la relation des cures merveilleuses opérées sur des épileptiques, et le nombre est grand des médications diverses qui, faisant miracle entre les mains de leurs inventeurs, échouent infailliblement dans celles des praticiens qui en font l'essai. La seule raison qui, selon nous, rend les avis et les résultats obtenus si dissemblables, est la confusion qui règne entre les phénomènes épileptiformes et les crises épileptiques, entre l'épilepsie vraie idiopathique et l'épilepsie symptomatique. Nous ne nions pas que cette division n'ait été établie déjà par quelques-uns, mais elle l'a été d'une façon insuffisante ou , on n'en a pas tenu compte pour la pratique: rapportant toutes les convulsions, avec stupeur et coma consécutif, à un même type et les réunissant dans une même description. On ne fait d'exception que pour certaines convulsions, celles de l'éclampsie par exemple, et on ne sait vraiment pour quelle raison. Il semble que tous, occupés à observer les symptômes terrifiants de l'épilepsie, ne s'inquiètent en aucune manière du mode de début de l'affection, de sa marche, de l'état pathologique du malade. On laisse même de côté les antécédents ou on ne leur accorde qu'une médiocre importance. En un mot, on ne pense pas à la nature de la maladie. Cela est si vrai que, frappé sans doute du même fait, M. Blanchet (1), dans sa thèse inaugurale publiée tout récemment, va jusqu'à nier la maladie épileptique et son entité morbide. Procéder de la sorte équivaut à ranger toutes les affections fébriles dans une même catégorie, ou, parce qu'il y a également de la fièvre, de la toux, de l'oppression dans la bronchite, la pneumonie et la pleurésie, s'obstiner à faire de ces maladies une seule et même affection. Toute l'obscurité vient de ce qu'on fait de l'épilepsie une sorte de protée à manifestations variables, apparaissant à tout âge et à l'occasion des causes les plus diverses. On ne voit que le symptôme commun, sans tenir compte des variétés du début, de la marche, des antécédents, de la constitution du sujet. Un auteur allemand de grand mérite nous en fournit un exemple frappant. Nous le citons tout spécialement parce que son ouvrage, des plus remarquables, du reste, a été traduit et publié depuis peu ; nous voulons parler de Rosenthal (2). Pour lui, l'épilepsie apparaît à tout âge ; elle serait fréquente de 20 à 30 ans. Les causes les plus diverses peuvent y donner lieu ; ainsi, la menstruation chez les femmes, certains troubles de nutrition, anémie, chlorose, scrofule, rachitisme ; aussi l'alcoolisme. Parmi les causes occasionnelles, il met au premier rang les impressions morales : la frayeur, la colère, la surprise, les chagrins, la misère, les privations, puis viennent les maladies de l'encéphale et de ses enveloppes : exostoses craniennes, hypertrophie de certaines apophyses, néoplasmes de la dure-mère,

(1) *Étude sur la thérapeutique de l'épilepsie*. Thèse de Paris, 1877, page 8.

(2) *Traité des Maladies nerveuses*. — Épilepsie.

tumeurs cérébrales ; il n'est moins affirmatif que pour quelques-unes, sans donner de raisons plausibles de cette exception. « Dans l'hydrocéphale, dit-il, dans l'hypertrophie cérébrale, la syphilis cérébrale, les parasites du cerveau et dans les maladies mentales, on observe aussi des phénomènes épileptiformes. » Enfin, l'auteur admet comme produisant l'épilepsie, des lésions des nerfs périphériques, le nerf sciatique par exemple, et même les causes d'irritation partant des organes génitaux ainsi que les autres irritations périphériques : rétractions cicatricielles, corps étrangers, helminthes, névromes. Comme on le voit, dans cet ordre d'idées, l'épilepsie n'est plus une entité morbide, c'est une simple série de manifestations des maladies les plus diverses, un effet unique de causes différentes ; ce n'est plus une affection qui doit avoir sa description particulière, ce n'est qu'un symptôme à décrire avec la maladie dont il fait partie. Son traitement est tout trouvé, c'est celui de la cause qui lui donne naissance en vertu de l'adage : *ablatâ causâ, tollitur effectus*. Cependant, tous les auteurs en font une affection toute spéciale, une individualité pathologique.

A ce passage de son traité, Monsieur Rosenthal cite l'observation d'une dame qu'il regarde comme épileptique, observation qui fait bien voir que ses idées sur ce sujet sont tout au moins confuses. Je la cite textuellement : « L'origine réflexe de l'épilepsie, dit l'auteur, est un fait aussi rare qu'intéressant, dont j'ai eu l'occasion d'observer un exemple. Une jeune femme de 24 ans, toujours bien portante antérieurement, est prise, au bout de 4 mois de mariage et après chaque rapprochement, de douleurs vives dans le ventre, auxquelles s'ajoutent bientôt des crampes avec perte de connaissance. Pendant les semaines suivantes, cette femme s'étant abstenue de tout rapport conjugal jouit d'une santé parfaite ; ayant cru pouvoir s'y livrer de nouveau, elle fût reprise de ses accidents épileptiques qui, depuis lors, reviennent spontanément, même sans l'influence du coït, d'abord à l'époque de ses règles seulement et ensuite même en dehors des époques (de 5 à 6 fois par jour). La malade ne se décide à réclamer les soins d'un médecin qu'après s'être séparée de son mari. A l'examen, on trouve, à la partie inférieure et antérieure du vagin, au niveau des débris de la membrane hymen et de la muqueuse contiguë, un point très-sensible ; on provoque une attaque d'épilepsie chaque fois qu'on presse sur ce point et en le touchant même légèrement avec le nitrate d'argent. Si l'on prolonge l'examen, l'attaque dure beaucoup plus longtemps. L'utérus est normal, partout insensible à la pression. D'ailleurs aucun symptôme d'hystérie. Les eaux ferrugineuses et le traitement local furent sans résultat. Les attaques d'épilepsie ne disparurent qu'après l'excision des parties sensibles. Actuellement, elles ont cessé depuis deux ans et la malade songe à se marier de nouveau. »

Il est, croyons-nous, évident pour tous ceux qui ont vu et soigné des épileptiques, que cette femme ne saurait être classée parmi eux. Tout au plus pourrait-on admettre chez elle des phénomènes hystériformes, suite d'une hyperesthésie localisée en un point du vagin. Ces phénomènes de vaginisme avec dyspareunie ont été observés plusieurs fois et nous ne croyons pas qu'aucun autre auteur ait jamais songé à leur donner le nom d'épilepsie. Le traitement d'ailleurs prouve bien la nature de l'affection et c'est le cas de rappeler cette parole bien connue : *naturam morborum curationes ostendunt.*

La plupart des traités publiés en France, sur l'épilepsie, malgré la haute valeur qu'on leur accorde à juste titre, présentent la même confusion. Assurément, des maîtres en l'art d'observer tels que Jaccoud, Herpin, Delasiauve et tant d'autres, ne vont pas aussi loin dans cette voie que l'auteur allemand ; tous distinguent une épilepsie essentielle et une épilepsie symptomatique, mais tous les confondent dans leurs descriptions et aucun ne décrit d'une manière isolée la maladie épileptique vraie. Ils se contentent d'établir cette division comme un desideratum. Voici ce qu'on lit dans le traité de M. Delasiauve à ce sujet : « Il y a seulement lieu de se demander si toutes les épilepsies cérébrales sont parfaitement identiques et si, comme l'a fait Esquirol, il ne serait pas opportun d'admettre entre elles une distinction ; quelle parité existe entre une épilepsie qui ne se rattache à aucune trace matérielle appréciable du cerveau et celle qui dépend d'une lésion flagrante de sa substance ou de son enveloppe. La classification, ce nous semble, doit répondre à cette opposition des caractères et des origines. Aux deux ordres d'épilepsie adoptés déjà (idiopathique et symptomatique), il faudrait donc en ajouter un troisième, sympathique. Appliqué à des altérations organiques, le mot idiopathique n'est pas d'ailleurs employé dans sa véritable acception. Ce terme signifiant souffrance par elle-même indique surtout quelque chose d'intime, de nerveux, d'insaisissable. Un grand nombre de médecins le font synonyme d'essentiel, réservant la dénomination même appropriée de symptomatique, pour le cas où l'organe malade présente une altération caractérisée. »

Tenant compte de ces considérations diverses, nous adopterons, en ce qui nous concerne, la classification suivante : 1° Une épilepsie essentielle ou idiopathique se manifestant seulement par des déviations fonctionnelles sans lésions, répondant à de simples souffrances nerveuses, constituant en un mot une véritable névrose; 2° Une épilepsie symptomatique appartenant à une lésion plus ou moins appréciable, le spasme convulsif étant ici le symptôme et non le mal; 3° Une troisième enfin, dite sympathique, produite par l'irradiation d'impressions anormales pouvant avoir leur siége dans toutes les parties du corps autres que l'encéphale et ses dépendances. » (Delasiauve, Traité de l'épilepsie, division p. 37).

M. Delasiauve avait donc bien vu la nécessité d'une distinction, et quand il dit que le spasme convulsif dans l'épilepsie symptomatique est le symptôme et non le mal, il était bien près de la vérité.

Il appartenait à M. Lasègue de mettre cette vérité dans tout son jour. Ce maître éminent expose ses idées sur ce sujet, d'abord dans une communication verbale, faite à l'Académie de médecine (séance du 15 mai 1877), puis d'une manière moins laconique, comme il le dit lui-même, dans les *Archives générales de médecine* (1877, vol. II, VIe série, tome 30) Nous donnerons, en résumé, les conclusions de ce dernier et important mémoire. L'auteur commence par établir une division entre l'épilepsie et les phénomènes épileptiformes d'une autre nature et il le fait d'une manière si nette, si claire, si précise, q'elle ne laisse plus prise à la moindre indécision. « On confond, dit-il, sous le nom d'épilepsie deux sortes de manifestations morbides : d'une part, les crises convulsives avec perte complète de conscience pendant l'accès, et par suite impossibilité de se souvenir non-seulement des symptômes, mais encore de l'existence de l'attaque ; d'autre part la maladie épileptique caractérisée par des crises comitiales revenant à intervalles plus ou moins inégaux et soumise à une évolution qui lui est propre. Entre les deux, la différence est la même que celle qui sépare l'insultus hystericus de l'hystérie proprement dite, la douleur articulaire de la diathèse rhumatismale, l'accident de la maladie. Personne n'ignore que, dans le cours d'un grand nombre d'affections cérébrales, il se produit, concurremment avec les symptômes les plus divers, des accès épileptiques auxquels conviendrait peut-être mieux le nom d'accès épileptiformes. La lésion fondamentale guérissant, les crises disparaissent pour ne plus revenir. Elles sont variables d'intensité, de durée et s'accompagnent de phénomènes accessoires empruntés à la maladie causale. »

Après avoir ainsi nettement exposé cette distinction, M. Lasègue l'établit avec une vigueur de raisonnement remarquable. Il discute la valeur des phénomènes que présentent les prétendues épilepsies symptomatiques ; il examine une à une celles qui paraissent s'approcher le plus du mal vrai et ont été plus souvent confondues avec lui, et il les élimine par des raisons indiscutables.

Et d'abord l'épilepsie alcoolique. « Parmi les intoxications à localisations cérébro-spinales présentant des accès d'aspect épileptique, l'empoisonnement alcoolique mérite d'être noté. Il est constant qu'il survient chez quelques alcooliques moins nombreux pourtant, qu'on n'incline à l'admettre des accès épileptiformes. » Mais d'abord, c'est un accident relativement rare. En second lieu, l'alcoolisme chronique ne produit pas l'attaque s'il ne vient s'y ajouter une nouvelle intoxication, une nouvelle débauche, un changement de régime. De plus, il y a des prodromes de l'attaque et des symptômes qui n'existent pas dans l'épilepsie vraie; par exemple, le pouls bondissant, la face injectée, la langue sèche. Enfin la terminaison de cet accès est le plus souvent fatale et elle est, suivant la propre expression de l'auteur, « un témoignage que l'accès touche de plus près à l'éclampsie qu'à l'épilepsie.» On peut ajouter, comme le fait M. Lasègue, qu'il y a une variété infinie dans les attaques; elles vont du minimum au maximum et la convulsion n'est qu'une exagération du tremblement ordinaire.

Le malade, au surplus, s'il survit ne reste pas épileptique. « Pour qu'il y ait nouvel accès, il faut une rechute aiguë. Tout malade qui, à la suite d'une attaque provoquée par la boisson, est supposé avoir continué l'épilepsie, était épileptique au préalable. Seulement l'enquête a été insuffisante ou mal conduite. »

L'épilepsie par tumeur crânienne, syphilitique ou non, se rapproche plus encore du type. Mais ici encore la crise demeure au second plan et le malade reste à l'état pathologique dans l'intervalle des accès ; il présente alors les accidents divers de la maladie qui leur donne naissance et on n'a plus à traiter l'épilepsie mais l'affection causale, certain que les symptômes disparaîtront avec elle.

L'épilepsie traumatique rentre dans la catégorie des épilepsies vraies par la persistance d'une lésion analogue.

Ajoutons que ces lésions mêmes ne persistent pas toujours. Nous avons observé dernièrement un cas de cette nature dans le service de M. le docteur Parise, et ce cas montre bien quelle différence il y a entre l'épilepsie vraie et l'épilepsie traumatique.

OBSERVATION I.

Fracture du crâne. — Formation d'une collection purulente dans la cavité crânienne. — Phénomènes épileptiformes. — Intervention chirurgicale. — Guérison définitive.

Le 8 octobre 1878 entre à l'hôpital Saint-Sauveur le nommé H. Romain, tisserand, âgé de 33 ans, demeurant à Lille, rue d'Anjou, 10. Cet homme, d'une constitution assez bonne, d'une taille un peu au-dessus de la moyenne, paraît bien développé, ne présente aucune trace de rachitisme ou de scrofules ; il se plaint de douleurs très-vives à la tête et présente une plaie intéressant le cuir chevelu, sur une longueur de 2 à 3 centimètres environ au niveau de la protubérance occipitale externe. Il s'écoule de l'oreille un liquide sero-sanguinolent assez abondant. Il résulte de renseignements obtenus que cet homme est tombé, étant ivre, et que sa tête, dans la chute, a porté sur une marche d'escalier. Dès son entrée on constate un état d'hébétude assez prononcé, il accuse une gêne considérable dans la motilité oculaire, il a une cephalalgie intense et des douleurs lancinantes, particulièrement du côté du rocher; ces douleurs sont très-fortes, surtout dans les mouvements de mastication.

14 octobre, la plaie est belle, presque cicatrisée, l'écoulement

qui se fait par l'oreille est moins abondant, le malade se plaint d'une faiblesse générale et de douleurs vagues dans les membres inférieurs, surtout dans les mollets ; quelques compresses résolutives appliquées *loco dolenti* ont bientôt fait disparaître ces douleurs que le malade compare à des crampes.

20, 21, 22 octobre, l'écoulement par l'oreille est peu abondant, mais le liquide devient plus épais et purulent, la région peri-auriculaire est très-douloureuse à la pression, la mastication est difficile. Tousles autres symptômes : douleurs des membres, céphalalgie, etc. ont disparu, l'état général est satisfaisant ; on applique des cataplasmes sur la partie empâtée.

23, 24, 25, les douleurs s'accusent de plus en plus à la région peri-auriculaire, aussi bien à la surface que dans les parties profondes, l'empâtement devient plus manifeste et tout permet de prévoir la formation d'une collection purulente.

26 octobre, fluctuation évidente dans toute la région mastoïdienne, une incision faite au niveau de l'apophyse mastoïde donne issue à un pus semi-solide, crémeux, assez abondant. Un stylet introduit dans la plaie dénote un décollement considérable et pénètre jusque dans l'oreille moyenne ; c'est là d'ailleurs une particularité dont le malade accuse parfaitement la sensation.

27 octobre, état général assez bon, pas de fièvre ; les mouvements de la mâchoire inférieure sont moins douloureux, la suppuration se fait abondamment par l'oreille et par la plaie.

29 octobre, le malade continue de s'améliorer, à la visite du matin il ne présente rien de particulier, mais vers dix heures il est pris subitement d'attaques convulsives épileptiformes et précédées de cris ; ces attaques se multiplient et un des malades voisins estime à 40 ou 50 le nombre des crises qui se succèdent dans le courant de la journée. Dans les intervalles des accès, il y a des raideurs des membres et surtout des membres inférieurs, les mains sont crispées, il y a des contractures violentes, le malade saute dans son lit, il a de l'écume à la

bouche, il ne présente pas de paralysie; dans la nuit du 29 il présente des envies de vomir et il a des selles abondantes.

30 octobre, on constate 20 inspirations et 74 pulsations par minute, la température marque 37°, 6, la figure est très-pâle. M. Parise fait une incision cruciale, et l'écartement des lèvres de la plaie met à découvert une surface osseuse dénudée sur une grande étendue. Au-dessus de l'apophyse mastoïde on trouve une fracture du temporal permettant l'introduction de la partie tranchante d'un grattoir, l'écartement forcé des deux fragments donne issue à du pus. Comme la trépanation lui paraît trop dangereuse à cause du voisinage du sinus latéral, M. Parise se contente d'enlever quelques parcelles d'os au moyen de la gouge et du maillet et de creuser ainsi une ouverture qui permette le libre écoulement du pus; au fond de cette ouverture on peut voir les battements du cerveau.

30 octobre soir, il y a un mieux appréciable, le malade est calme, tous les symptômes graves ont disparu, il n'y a qu'un peu de délire dans la nuit.

3 décembre, à partir de ce moment le mieux s'accentue de plus en plus, le malade entre en convalescence et tout annonce une guérison.

Réflexions. — Cette observation montre bien ce qu'est l'épilepsie par lésion accidentelle du crâne et comment elle diffère de la maladie épileptique vraie. Dans le cas que nous venons de rapporter, la crise éclate à la suite d'un accident et elle est elle-même un accident; elle est précédée d'une fracture du crâne, elle s'accompagne d'un cortége de symptômes qui lui sont propres et que l'on ne rencontre pas dans l'attaque ordinaire, elle a un caractère de gravité exceptionnel, elle se répète, croît d'intensité et de fréquence et met rapidement les jours du malade en danger; la perte de connaissance ne disparaît pas après l'accès. La terminaison n'est pas non plus la même; ou le malade finit par succomber à moins qu'un traitement chirurgical n'intervienne activement et n'assure une guérison définitive, ou, si la lésion produite n'est pas incompatible avec la vie et persiste, ce qui est rare, elle affecte une marche qui fait ressembler ses phénomènes convulsifs à l'attaque ordinaire, mais, même en ce cas, elle amène, le plus souvent, des complications graves et une issue rapidement mortelle, ce qui est l'exception dans l'épilepsie vraie.

Dans un mémoire original publié tout récemment au point de vue de l'utilité de la trépanation dans l'épilepsie par traumatisme du crâne, M. le docteur Echeverria, ex-médecin en chef de l'hôpital, pour les épileptiques et paralytiques et pour l'asile des aliénés de New-York, donne plusieurs exemples de cette persistance des phénomènes épileptiformes à la suite des lésions du crâne. Il rapporte les faits avec une exactitude des détails et une impartialité qui démontrent chez ce médecin un talent véritable d'observateur, uni à une grande loyauté. On peut constater dans toutes les observations les différences qui existent et que nous venons d'indiquer entre la maladie épileptique vraie et les phénomènes épileptiformes persistant à la suite de traumatisme du crâne.

Ajoutons que l'auteur paraît admettre les idées de M. Lasègue et les nôtres, comme nous aurons occasion de le faire remarquer en citant quelques parties de son travail. Nous lui empruntons, à titre d'exemple, une de ses observations, en omettant toutefois tout ce qui est étranger au sujet qui nous occupe.

OBSERVATION II.

Épilepsie par exostose résultant d'une chute sur la région occipitale. — Trépanation. — Guérison.

(Résumé des notes prises par le Docteur L.-B. Edwards, médecin-adjoint).

W. B, 21 ans, confié à nos soins le 15 janvier 1868. Tête et face symétriques, membres bien proportionnés, système musculaire fortement développé. Pas d'antécédents héréditaires ni syphilitiques. Hernie inguinale à droite depuis l'enfance ; santé générale, à l'exception d'une attaque de fièvre typhoïde dans l'automne de 1863, toujours excellente ; mœurs réglées.

En août 1852, à l'âge de 6 ans 1/2, il tomba d'une escarpolette peu élevée, resta sans connaissance, et se blessa profondément sur le côté gauche de la protubérance occipitale. La plaie saigna beaucoup et ne se ferma qu'au bout de six semaines, laissant une cicatrice transversale de deux pouces de long, riche en tissu inodulaire résistant. Des douleurs tenaces persistèrent, depuis la chute, occupant toute la tête. Il n'avait jamais eu d'incontinence nocturne d'urine, d'étourdissements, de vertiges ou de maux de tête ; pas de morsures à la langue au moment de son réveil le matin. En 1862, il éprouva tous les matins, au lever, des spasmes avec secousses brusques des bras, lancés involontairement en haut, en lâchant les objets qu'il serrait à la main, accident qui n'avait jamais été noté antérieurement.

La première attaque épileptique franche éclata de grand matin en juillet 1865, sans provocation connue, initiée par un cri perçant qui a toujours précédé les crises subséquentes, au nombre de cinq jusqu'à 1868. Les accès, depuis lors devenus plus fréquents, se répètent maintenant chaque trois ou quatre jours, non plus au lever ni avec les vomissements consécutifs aux quatre ou cinq premières attaques, mais tantôt le jour tantôt la nuit, sans le moindre indice prémonitoire de leur approche et avec persistance des spasmes aux bras.

Lors de notre examen, le 15 janvier, le malade venait d'avoir deux fortes attaques pendant les vingt-quatre heures précédentes et voici son état : Figure plutôt pâle, pupilles également dilatées, strabisme convergent assez marqué de l œil droit, pétéchies sur les paupières et le front ; paralysie faciale incomplète à gauche avec distorsion et élévation de l'angle droit de la bouche ; la salive ne coule pas au dehors, et il siffle sans difficulté. Langue naturelle, déviée à gauche quand elle est tirée de la bouche. Voile du palais ferme, articulation de la parole jamais affectée ; sauf la diplopie, effet du strabisme déjà indiqué, les sens spéciaux n'offrent rien d'anormal. Sensibilité diminuée sur le côté gauche de la face, mais égale sur les moitiés de la langue, avec pupilles rapetissées et rouges. Température cutanée 90° Fahrenheit, diminuée de deux degrés sur le côté gauche du cou et de la face. Tête inclinée à droite par contraction des muscles du cou. Pas de paralysie, d'engourdissement ou d'inégalité de volume dans les membres, mais les bras restent temporairement impuissants après les attaques. Sensibilité et température amoindries sur le bras gauche, la dernière de deux degrés plus basse que sur le bras droit . . . . . La température sur la cicatrice du cuir chevelu est de trois degrés plus élevée que celle du reste de la tête, augmentation perceptible en plaçant la main sur ce point indolent . . . . . La percussion sur la cicatrice en y frappant des coups secs, rend le malade étourdi et le fai

voir un grand cercle blanc avec le centre noir, phénomène constant qui disparaît lorsqu'on frappe sur un autre point du crâne, et d'ailleurs identique à la sensation éprouvée pendant les étourdissements momentanés qui alternent avec les grandes crises. Le malade boit beaucoup d'eau et rend une quantité très-considérable d'urine depuis longtemps . . . .
Les symptômes d'un accès épileptique qu'il eut en jouant au whist avec le docteur Edwards furent les suivants : Soudainement, sans le moindre indice précurseur, il arrêta son discours en laissant tomber par terre des cartes qu'il mêlait; très-pâle, insensible, les yeux fixes et convergents, les pupilles très dilatées, il poussa un cri expiratoire prolongé, accompagné d'une distorsion latérale de la tête avec mouvements rotatoires du corps à droite, les bras raides et fléchis sur la poitrine, et la bouche béante par la contraction spasmodique des muscles du cou. L'aspersion d'eau froide sur la figure suspendit l'attaque, mais il resta hébété sans écouter ce qu'on lui disait, les bras convulsés, les yeux roulants continuellement, suçant ses lèvres et agissant d'une manière inconsciente. Son intelligence, par moments absente, revint au bout de vingt minutes; la face et les mains étaient baignées d'une sueur profuse et le diaphragme pris de contractions saccadées avec mouvements de déglutition et crachements de mucus écumeux. Le strabisme, la paralysie faciale et la distorsion de la tête augmentèrent et les bras demeurèrent impuissants après l'attaque sans mal de tête, ni assoupissement. — . . . . . La fréquence des attaques rendit le caractère du malade très-irritable et impulsif avec perte de mémoire et incapacité de poursuivre aucune occupation. Ces symptômes nous conduisirent à diagnostiquer une exostose de l'occipital comme source méconnue des attaques. » (1)

(1) Archives générales de médecine. — Novembre 1878. — P. 529, *Trepanation dans l'Épilepsie.*

Le malade fut trépané et après quelques convulsions produites soit pendant l'opération par l'application du trépan, soit à la suite d'accidents inflammatoires et compressifs, guérit radicalement.

Réflexions. — L'affection de ce malade se rapproche autant qu'il est possible de l'épilepsie vraie par l'époque de ses débuts, et tout rendait le diagnostic difficile. Elle arrive vers l'âge de 18 ans, âge d'élection pour l'apparition de l'épilepsie vraie, comme nous e verrons ; la lésion traumatique est ancienne et indolente, l'attaque ressemble à celle de l'épilepsie vraie. Cependant, M. Echeverria ne s'est pas trompé et le succès de son traitement a confirmé son diagnostic. Il fait observer que la tête et la face sont symétriques, remarque dont la suite de ce travail montrera toute l'importance ; en remontant dans l'histoire du malade il retrouve le fait d'une chute sur le crâne et il constate que la cicatrice n'est pas aussi innocente que ne le croyait le malade lui-même ; enfin l'attaque elle-même n'est pas celle d'un véritable épileptique, elle débute par des spasmes avec élévation des bras, des contractures, des phénomènes d'hyperesthésie sensorielle, etc. ; il n'est pas jusqu'au cri initial qui, fréquent dans les épilepsies symptomatiques et dans ce cas, ne manque le plus souvent dans l'attaque du véritable épileptique aussi bien que l'aura. Enfin, M. Echeverria avait pour s'éclairer les complications qui, même réduites à leur minimum, dans le cas, par l'âge peu avancé auquel s'est fait le traumatisme, ne manquent cependant jamais complètement. Ici tout était borné à l'émission anormale d'une grande quantité d'urine, à des troubles divers sensitifs et moteurs dans l'intervalle des attaques.

Quelques passages du mémoire montrent du reste la distinction que l'auteur fait entre l'épilepsie vraie et les phénomènes épileptiformes, même au point de vue du traitement qu'il préconise ; les voici :

« Une fois déclarée, dit-il, l'épilepsie traumatique conduit d'une manière prématurée à la folie ou à la faiblesse d'esprit. (1) »

Et plus loin : « Quelques mots sur la trépanation dans l'épilepsie essentielle : — Admettant la compression du cerveau par le crâne à cause d'un trop grand afflux sanguin comme le phénomène primordial de l'épilepsie, des auteurs anciens, et entre autres Tissot, ont proposé, d'une manière hardie et empirique, le trépan pour guérir l'épilepsie essentielle. M. Delasiauve (Traité de l'Epilepsie, p. 354 et 434), dans un traité classique, conseille, dans ces cas, l'emploi du trépan en s'arrêtant après une ou deux tentatives infructueuses pour ne pas enfreindre les lois préservatrices de la circonspection médicale. Avec tous égards pour le conseil de notre savant collègue, nous rejetons sans réserve ces tentatives téméraires, désespérées, aussi aveugles que la conduite des trépaneurs néolithiques qui, dans les époques primitives, se proposaient, comme dit M. Broca, de traiter les affections convulsives, si communes chez les enfants, en pratiquant une ouverture à la tête pour donner issue à l'esprit emprisonné dans le corps. (Bull. de l'Académie de médecine 1877, p. 713.)

« Quant aux épilepsies tardives, dit M. Lasègue, leur pathogénie nous échappe parce que la lésion cérébrale à

(1) Archives générales de médecine, *loc. cit.* p. 551.

laquelle elles se rattachent est douteuse ou méconnue. » M. Lasègue n'est pas le seul à l'admettre. Herpin l'invoque en faveur de la recrudescence des débuts de l'épilepsie chez les vieillards, malgré le tableau statistique publié dans la thèse de Leuret, et il déclare qu'il y a analogie entre l'enfance et la vieillesse pour la fréquence d'apparition du mal (1). Comme lui, nous admettons cette analogie, mais au point de vue de la facilité des erreurs, car on sait que les affections nerveuses qui donnent lieu à des phénomènes épileptiformes sont le triste apanage de ces deux âges extrêmes. Il suffit de lire les auteurs avec l'idée de cette distinction pour qu'elle ressorte clairement. Nous pourrions, dans la plupart des observations qu'ils rapportent, montrer que le plus souvent il y a eu erreur de diagnostic, soit faute de renseignements précis sur les antécédents du malade, soit parce qu'on s'est occupé uniquement de la crise convulsive. Voici entre autres un exemple qui montre qu'une observation plus attentive donne raison à notre distinction.

OBSERVATION III.

Démence sénile.— Crises épileptiformes.— Mort.

(Service de M. le Directeur-Médecin Bouteille.)

Nous avons eu occasion de soigner à l'asile d'Armentières, un vieillard, M. C., âgé de 80 ans, interné pour cause de ramol-

(1) Herpin, *Traité de l'Épilepsie*.

lissement cérébral. Tout alla bien dès le début ; la santé physique paraissait excellente ; l'état mental était faible, mais sans délire bien accusé. Le malade fut pris tout-à-coup d'inappétence, de constipation, et il eut quelques vomissements. Il se rétablit en peu de jours, à la suite d'un traitement approprié, mais cette amélioration fut de courte durée. Il eut tout-à-coup des crises convulsives, avec perte absolue de connaissance, et les accès simulaient parfaitement l'attaque épileptique. Rien n'y manquait, ni les convulsions toniques et cloniques, ni l'écume à la bouche, ni l'état soporeux consécutif. Ces accès allèrent croissant d'intensité et de fréquence et ils finirent par être imbriqués comme dans l'état de mal épileptique. Après avoir en vain épuisé tous les moyens, sinapismes aux jambes, vésicatoires à la nuque, potion antispasmodique, on décida qu'il fallait, dans cette extrémité, pratiquer une saignée d'environ 300 grammes. Le malade alla de mieux en mieux à partir de ce moment, et le lendemain, contre toute attente il avait repris connaissance, pouvait se lever et marcher. Quelques jours après, sur l'annonce de la gravité de son état, et, vu la menace d'une fin prochaine, il fut repris par sa famille. Ainsi qu'on l'avait prévu, il ne tarda pas à succomber.

Il ne pouvait s'agir, en pareil cas, de la maladie épileptique, et les attaques ne pouvaient offrir la même innocuité. La différence paraît évidente quand on compare entre eux les malades divers ; elle était d'autant plus sensible pour nous, dans le cas que nous venons de rapporter, que nous avions en même temps sous les yeux un grand nombre d'épileptiques véritables, présentant chaque jour de nombreuses attaques. Tout autre en effet est la marche de l'épilepsie, et les praticiens le savent bien, lorsqu'en présence de cas analogues, ils cherchent à savoir si le sujet a déjà présenté ces accès et dans quelles circonstances, réservant jusque-là leur pronostic et modifiant leur traitement. Chez les épileptiques vrais, la maladie a un aspect tout spécial, une physionomie à part. Chez tous, sans exception, elle date de la jeunesse, elle apparaît de 10 à 20 ans et elle s'établit le plus souvent d'emblée avec la marche chronique qu'elle conservera toujours. Son apparition ne trouble nullement l'organisme et le *modus vivendi* habituel. Rien dans les fonctions ne l'annonce; elle apparaît tout-à-coup sans phénomènes prémonitoires, ni constipation, ni céphalalgie, ni angoisse. L'attaque arrive au milieu du repas, pendant le travail ou au cours de la conversation, le jour ou la nuit, et elle conservera dans la suite cette marche irrégulière, sans que jamais on puisse prévoir, d'après les attaques antérieures, le moment d'une attaque nouvelle. L'aura lui-même manquera le plus ordinairement, et comme on l'a dit très-bien, on en a de beaucoup exagéré la fréquence et la valeur. L'accès disparaît comme il est venu, sans laisser après lui aucune menace contre l'existence, sans même compromettre aucune fonction. Les épileptiques, dont les attaques sont légères et de courte durée, pourront continuer le repas ou le travail interrompu, ou reviendront à leur conversation, continuant le fil de leurs idées. D'autres, plus profondément atteints, auront jusqu'à 5 attaques et plus dans une même journée sans que l'entourage accoutumé craigne pour leur vie. A peine s'il reste, dans les intervalles, un peu de fatigue musculaire, un peu de stupeur et d'hébétude, produites par l'ictus. Chez l'épileptique aliéné, cela va plus loin quelquefois, mais, en ce cas même, tout se borne encore à un accès de manie. Le lendemain tout est rentré dans l'état habituel. Si l'aliéné continue d'être agité et délirant, c'est que l'accès de manie, amené par l'ébranlement nerveux, suit son cours indépendant. Cet accès, même au bout d'un temps plus ou moins long, mais qui ne dépasse pas quelques jours, fait place au calme, jusqu'à ce que de nouvelles attaques d'épilepsie aussi violentes le ramènent de nouveau.

Nous ne pouvons ne pas rapporter le tableau que M. Lasègue fait de l'épileptique vrai, tant il est frappant de vérité. « Il y a, dit-il, une classe d'épileptiques corrects, la plus compréhensive de toutes, celle qui peuple nos trop rares asiles, celle qui jette le désespoir dans les familles et qui n'admet pas même les consolantes prévisions du médecin. Maladie de développement, elle n'éclate qu'à un âge défini, ni au-dessus, ni au-dessous ; passé 20 ans, on peut affirmer qu'elle est, non pas invraisemblable, mais impossible. Plus redoutable que les autres maladies liées à l'évolution, elle ne se modifie ni par les progrès de la vie, ni par les transformations du tempérament, à la façon de la scrofule ou de la chlorose. A l'inverse des autres affections, elle éclate avec une violence d'insultus dont elle ne se départira jamais. La première attaque est l'égale de celles qui la suivent, aussi intense, aussi achevée. L'épilepsie, dans son uniformité symptomatique, n'est même pas progressive par le rapprochement des attaques. Tantôt subintrantes et constituant ce que, par une expression réussie, on a appelé l'état de mal, tantôt distancées par d'énormes intervalles, elles n'obéissent à aucune règle, échappent à toute prévision. Personne n'est autorisé à admettre que plus on a vieilli dans l'épilepsie, plus on est sujet à des accès fréquents. Encore moins, oserait-on accorder que les attaques acquièrent graduellement une violence croissante. Les aggravations justement redoutées n'empruntent rien à l'attaque proprement dite et relèvent toutes des complications cérébrales. »

Telle est l'épilepsie vraie pour M. Lasègue. Assurément, nous n'aurions osé faire une restriction à ce tableau, si nous ne nous étions assuré, au préalable, que notre avis était partagé par d'autres plus compétents. D'un autre côté, nous sommes poussé à le faire par l'examen raisonné des faits et par certaines objections que nous avions prévues et que l'on nous a opposées lorsque nous exposions le sens de ce travail.

Tout en admettant, comme hors de doute, la plus grande partie des conclusions de M. Lasègue, y compris celle sur laquelle nous reviendrons plus loin et que nous supposerons admise à ce moment, à savoir que l'épilepsie vraie tient à la malformation du crâne, nous sommes forcé de revenir sur certains points et de donner quelques explications que la brièveté de son travail ne lui a point permis d'exposer. Il est vrai que l'épilepsie confirmée, c'est-à-dire après l'entier développement du crâne, après 20 ans, restera toujours semblable à elle-même. Mais le développement osseux ne se fait que peu à peu, et l'épilepsie peut marcher de pair avec lui jusqu'à ce qu'elle soit fatalement constituée; c'est, croyons-nous, ce qui explique le cas de ces épilepsies abortives, si l'on peut ainsi parler, bornées à une simple excitation cérébrale, à certains moments, à du vertige ou à de l'absence. C'est encore ce qui explique les cas dans lesquels il n'y a d'abord que des vertiges et qui présentent ensuite les grandes attaques. Nous ne disons pas que l'accès peut croître en violence par le progrès du mal lui-même, ni surtout qu'il croîtra nécessairement; nous disons qu'il peut croître à mesure que se fait un développement vicieux et jusqu'à complète terminaison de l'ossification du crâne. Ce cas, fût-il l'exception, il est possible. Il en est de l'attaque épileptique comme des crises épileptiformes, qui peuvent succéder à l'insomnie, à la céphalée et au vertige des tumeurs crâniennes. Cette restriction faite, et elle a son importance, comme nous le verrons, au point de vue du traitement, nous concluons avec M. Lasègue que les affections diverses, décrites sous le nom d'épilepsies symptomatiques, sont absolument différentes du mal vrai, n'ayant avec lui d'autre rapport que celui d'une similitude apparente d'un de leurs symptômes : la crise convulsive. Il y a une maladie épileptique vraie, maladie de développement qui a son étiologie, sa marche et son traitement à part et qui doit faire l'objet d'une description spéciale. La confusion qui a régné jusqu'ici a été la cause de toutes les discussions et de beaucoup d'erreurs.

CHAPITRE II.

Causes.

En montrant la différence énorme qui sépare l'épilepsie vraie des affections à phénomènes épileptiformes, nous avons déjà éliminé une grande partie des causes que l'on considérait comme pouvant amener le mal. Ce fait posé, que l'épilepsie est une maladie de développement, nous ne devrions pas revenir sur les causes diverses qui sont en contradiction avec le principe ; il suffit d'établir le principe lui-même, comme nous l'avons fait déjà, comme nous le ferons encore plus loin. Mais, sans revenir sur chacune d'elles, il y a des causes si généralement admises qu'il est impossible de les passer sous silence. Leur discussion, d'ailleurs, ne pourra qu'appuyer l'opinion que nous émettons et montrer que la théorie que nous défendons ne craint pas l'examen.

Tous les auteurs ont admis, comme causes déterminantes de l'épilepsie, les émotions morales, l'influence du coït, l'onanisme, l'influence du sexe et de la menstruation. Voici ce que dit Jaccoud : « Parmi les causes » déterminantes de l'épilepsie, les plus fréquentes sont

» les émotions morales vives, surtout la frayeur, la » vue d'un accès. » — Trousseau est moins explicite ; il admet également l'influence de la peur, mais à titre de cause occasionnelle, et encore fait-il des réserves dont nous avons eu souvent occasion d'apprécier la justesse. « L'influence de la peur, dit-il, parmi les » causes occasionnelles, ne saurait être niée par per- » sonne. Tous les médecins l'ont notée. Pour ma part, » j'ai été plus d'une fois à même de vérifier le fait que » j'admets, tout en me gardant d'en exagérer la » fréquence, et de le croire aussi commun qu'il » paraîtrait l'être, en se tenant au dire des malades » ou de leur entourage [1]. »

Delasiauve, Herpin et tous les autres, ont admis une foule de causes prédisposantes, déterminantes ou occasionnelles. Rosenthal nous a donné un exemple de leurs variétés. — Voyons ce qui peut, indépendamment des erreurs de diagnostic, avoir donné lieu dans l'idée de ces auteurs si distingués à cette causalité multiple. Il faut, avant tout, distinguer la cause de l'affection même de la cause occasionnelle d'une attaque prise au hasard. On ne comprendrait pas qu'un ébranlement nerveux, d'origine purement morale, même plus violent que la frayeur à laquelle les malades attribuent ordinairement leurs accidents, eut une telle influence. — On ne conçoit pas une modification si profonde de l'organisme produite par une impression passagère qu'elle se fît sentir dans tout le cours de son évolution, alors que les phases les plus importantes de la vie et les affections les plus graves passent inaperçues. On arrive,

(1) Trousseau. — Clin., t. 2, p. 100.

en admettant une telle cause, à dire avec Falret (1), que l'organe persévère, par une sorte d'habitude pathologique, dans l'état anormal provoqué, ce qui nous paraît peu scientifique. Sans doute, chez un individu épileptique au préalable, la peur, comme une excitation nerveuse quelconque, pourra déterminer une attaque, mais non l'affection elle-même. Le malade cherche une cause à son mal, ici, comme toujours et généralement, il finit par la trouver parce qu'il en a besoin pour expliquer ce qu'il éprouve. Incapable d'apprécier la cause physique, ou ne voulant pas, de parti pris, l'admettre, il rapporte son mal à un fait coïncidant, et, quand ce fait manque en dépit des recherches, à une cause morale ou même, pour quelques-uns, surnaturelle ou mystérieuse. — Ceci est vrai pour beaucoup d'affections. On connaît l'influence exagérée que le tuberculeux accorde aux changements brusques de température, la part que l'on accorde aux impressions maternelles dans la production des monstruosités fœtales ou aux signes particuliers de l'enfant — Le même fait se présente chez les épileptiques, mais avec moins de raison encore si c'est possible. Ce que nous venons de dire de l'influence des émotions morales, s'applique également aux autres causes, généralement admises; quoique plus rationnelles, et imaginées par des esprits plus éclairés, elles n'en sont pas plus justes pour cela. Tels sont, l'onanisme chez les adultes, l'abus du coït, etc., etc. Il y a, assurément, beaucoup d'épileptiques, mais combien le nombre n'en serait-il pas augmenté, si ces causes avaient l'influence qu'on leur accorde. Tous les épileptiques, dit-on, ont la pas-

(1) *Dictionn. Scient. Méd.*, article Délire.

sion de la masturbation poussée à l'extrême. Tout d'abord, c'est loin d'être un fait général; il n'est vrai que pour les épileptiques aliénés, et on peut en dire autant de tous les aliénés. Il est un fait avéré, c'est que toujours la masturbation produit une recrudescence dans le nombre des attaques. Nous nous souvenons que l'infirmier, chargé, à l'asile d'Armentières, de la surveillance de ces malades, nous faisait observer, lorsqu'un épileptique avait un jour des attaques plus nombreuses, qu'il s'était masturbé auparavant. Mais, de là à admettre que l'onanisme est la cause de l'affection même, il y a un abîme. On sait que l'accouchement chez une phthisique hâte la terminaison fatale; dira-t-on qu'il est la cause de la phthisie? Non, car la tuberculose existait avant la conception.

On ne pourrait admettre l'influence des habitudes vicieuses que chez de très-jeunes enfants dont elle amènerait l'épuisement et entraverait le développement, comme toute autre affection grave.

Devons-nous parler après cela du sexe et de la menstruation? On a attribué le haut mal à l'apparition des règles, mais pourquoi à l'apparition seule et non à la menstruation même? pourquoi la menstruation, qui amènerait le haut mal vers 18 ans, ne l'amènerait-il pas après 20 ans? Pourquoi plutôt ne le ferait-il pas disparaître? La menstruation est un fait physiologique, propre plutôt à produire une amélioration qu'une aggravation dans l'état général. On a beaucoup exagéré l'influence morbide des règles en pathologie et bien des ignorances ont été dissimulées en les accusant. De nos jours on tend à revenir sur cet abus dans la pathogénie des affections nombreuses qu'on en faisait dépendre. Ce fait est vrai pour l'hystérie elle-même, il est hors de doute pour l'épilepsie. Que de femmes dont la menstruation se fait difficilement, dont les règles apparaissent, puis disparaissent, pour un temps plus ou moins long, par une cause ou une autre, sans que pour cela elles deviennent et restent épileptiques ! Combien d'autres, très-régulièrement monstruées, rentrant dès lors dans la catégorie générale à ce point de vue, et qui sont épileptiques, tombant, celles-là, même dans les intervalles des règles. La menstruation est sujette à tant de variations que toutes les femmes, à ce compte, devraient être épileptiques. Sans doute, aux époques, la femme épileptique pourra présenter des attaques multiples à cause de la surexcitation générale du système nerveux ordinaire en ces moments, mais est-elle épileptique parce qu'elle est menstruée ou, en d'autres termes, l'épilepsie apparaîtra-t-elle comme un effet de la menstruation ? Y a-t-il plus de femmes que d'hommes épileptiques ? Pour le premier point, il pourra y avoir coïncidence, parce que l'époque d'apparition de la menstruation est aussi celle du développement physique. Mais c'est une simple coïncidence. Quant au second point, les statistiques ne sont pas d'accord. Les unes admettent la prédominance épileptique du sexe féminin, les autres la nient. Ainsi Franck, cité par Delasiauve, accusait sur 75 épileptiques, 40 femmes et 35 hommes. M. Herpin, 26 femmes et 24 hommes sur 50, et ces statistiques privées, dit l'auteur, sont celles qui ont le plus de précision et de certitude. Selon nous, il est évident que, si l'on tient compte des erreurs de diagnostic plus faciles chez la femme, prédisposée aux affections nerveuses par son sexe et surtout à l'hystérie ; si l'on tient compte de la fréquence plus grande des complications chez la femme, complications qui nécessitent plus souvent les secours du médecin, la différence disparaîtrait. Si l'on nous oppose les chiffres obtenus à la Salpêtrière et à Bicêtre, 321 femmes pour 160 hommes, nous répondrons que la femme, subissant d'une manière plus sensible l'influence de l'ictus épileptique que l'homme, sera, lorsqu'elle est épileptique, plus disposée à présenter l'aliénation mentale. Il y aura plus de femmes épileptiques internées, il y aura plus d'hommes épileptiques de par le monde; de là la différence et la diversité des avis.

Mais la maladie épileptique est-elle au moins héréditaire? Ici, tous les auteurs sont de l'accord le plus parfait. L'hérédité existe d'épileptique à épileptique: « L'hérédité, dit Jaccoud, a sur son développement une » influence considérable; elle existe dans un tiers des cas, » tantôt elle se fait sentir sur plusieurs générations » successives, tantôt elle épargne une ou plusieurs » générations et frappe celle qui vient ensuite, ce n'est » pas toujours l'épilepsie qui existe chez les généra- » teurs, c'est quelquefois une maladie mentale ou des » troubles cérébro-spinaux d'origine alcoolique (1). » Ces paroles résument l'avis de tous les auteurs sur l'influence de l'hérédité et, à vrai dire, cette unanimité nous étonne. Nous ne pouvons nous l'expliquer que par la confusion qui a régné jusqu'ici dans l'histoire de l'épilepsie. Que la fille d'une mère hystérique soit elle-même prédisposée à l'hystérie, rien de plus vrai, mais il n'en est pas de même de l'épilepsie, où cette transmission directe est l'exception. L'hérédité a cependant une influence dans la génèse du haut mal. « L'épilepsie, » maladie d'évolution, dit M. Laségne, n'est pas héré-

(1) Jaccoud, *Traité de Pathologie interne.* De l'Epilepsie.

» ditaire dans le sens de la généalogie vraie, et si on » l'entend d'épileptique à épileptique. *Epilepticus* » *autem genuit epilepticum.* — Cette génération » directe est possible, mais exceptionnelle. — Il en est » de l'épilepsie comme de la surdi-mutité par vice de » conformation. — Les épileptiques naissent d'une » tribu de dégénérés, ou ils inaugurent eux-mêmes la » déchéance (1). »

Tâchons d'expliquer un peu ces paroles qui, dans leur laconisme, expriment si bien les faits.

L'épileptique a subi le contre-coup de toutes les mauvaises conditions dans lesquelles il a été formé. Il y a donc différents cas à considérer : ou les parents ont amené la déchéance par des habitudes vicieuses, comme l'alcoolisme, par une affection diathésique contractée, comme la syphilis, ou par une affection qui leur a été transmise à eux-mêmes. C'est de beaucoup le cas le plus fréquent. Le plus souvent, c'est la tuberculose pulmonaire et non l'épilepsie qu'on rencontre dans les ascendants. Les auteurs l'ont constaté souvent, ils l'auraient fait plus souvent encore s'ils avaient tourné leurs recherches de ce côté ; on pourra en trouver la preuve dans plusieurs observations que nous rapportons. On naît prédisposé à l'épilepsie, comme à la tuberculose, à la scrofule et au rachitisme, et l'on peut poser comme règle, que plus une affection de la race touche de près au développement et surtout au développement du système osseux, plus elle aura de l'influence sur la causalité de l'épilepsie. D'un autre côté, l'individu épileptique peut aussi avoir inauguré la déchéance ; dans ce cas, ou la dégénérescence est congénitale et sans

(1) Lasègue, *Arch. gén. de Méd.*, *loc. cit.*

cause connue, « comme il arrive que des parents, » des ascendants irresponsables comptent dans leur pro- » géniture des idiots, des infirmes, des difformes, enfants » mal venus, sans qu'on trouve la raison de cette « imperfection génitale (1), » ou cette dégénérescence arrive à la suite d'une affection grave, qui épargne la vie de l'enfant, mais dont la convalescence est longue et compromet le développement. Toutes les maladies graves de l'enfance peuvent amener ces conséquences, mais ceci est vrai surtout de toutes les affections de l'encéphale, et Morel nous en donne la raison dans les lignes suivantes: « L'enfant peut naître avec un cerveau » incapable de remplir ses fonctions par la raison que » cet organe est primitivement atrophié et lésé dans sa » structure intime, ou que la boîte osseuse est conformée » de manière à empêcher le développement du cerveau. » Dans tous ces états morbides, les conséquences sont » faciles à tirer : les fonctions de l'organisme auquel » préside l'influx nerveux, ne s'exécutent que d'une » manière vicieuse. L'enfant reste dégénéré parce que » l'instrument indispensable à l'exercice des facultés » humaines ne fonctionne plus que d'une manière in- » complète ou maladive. L'enfant est peut-être né dans » des conditions héréditaires fatales, il peut avoir puisé » dans le sein même de sa mère les éléments de sa » dégénérescence ultérieure, ou bien encore, en dehors » de toute influence héréditaire, il est exposé à des » affections convulsives, tuberculeuses ou autres, qui » amènent les mêmes conséquences que l'imbécillité ou » l'idiotie congénitale (2). » Qu'on interroge, en effet,

(1) Lasègue, *Archives gén. méd.*
(2) Morel, *Traité des dégénérescences humaines.*

le premier épileptique venu, j'entends un véritable épileptique, le plus souvent on arrive à savoir qu'il est né de parents tuberculeux, syphilitiques, enfin qu'il a reçu de ses ascendants un sang vicié par une cause quelconque. Avec ou sans ces antécédents, il a eu ordinairement pendant son enfance une affection grave qui aura pu précéder les attaques de plusieurs années, mais aura été accompagnée de convulsions. Ne demandez pas à un épileptique s'il a été malade autrefois, il ne le sait pas; mais la plupart répondent affirmativement lorsqu'on leur demande s'ils ont eu des convulsions. La mère, terrifiée par ces symptômes, et fière d'avoir sauvé son enfant, n'a pas manqué de le lui dire souvent, surtout dès l'apparition des premiers accès d'épilepsie. Le mal caduc n'est donc pas héréditaire à la façon dont on l'a admis, c'est une maladie de développement, suite d'une dégénérescence transmise ou acquise. En voici un exemple intéressant parmi tant d'autres que l'on pourrait citer; il montre bien quelle est la part qu'il faut laisser à la frayeur dans l'étiologie.

OBSERVATION IV.

Épilepsie vraie. — Père tuberculeux. — Misère et privations. — Arrêt de développement. — Attaques fréquentes. — Influence de la peur.

(Recueillie à l'asile d'Armentières.— Service de M. le Docteur Bouteille).

Le nommé P... né le 17 septembre 1861, entre à l'asile le 6 octobre 1877, transféré de l'asile de Bicêtre. Le certificat du

Dr Falret porte le diagnostic : épilepsie avec trouble mental consécutif.

Avant d'être interné, cet enfant exerçait la profession d'aide-cuisinier ; il sait lire et écrire. L'intelligence en dehors des accès paraît intacte. La sensibilité morale paraît très-développée. Il répond d'une manière très-exacte et très-précise à toutes les questions qui lui sont posées. Son père a été militaire, il est mort poitrinaire après une longue maladie qui a duré au moins deux ans.

Notre malade n'a que 16 ans, au moment où il est transféré, et il y a plusieurs années qu'il a perdu son père, il est donc né alors que son père était déjà malade et tuberculeux. L'épilepsie chez lui a débuté par une attaque brusque, arrivée il y a deux ans, c'est-à-dire à 14 ans, il était alors aide-cuisinier et, dans ce métier, dit-il, il ne pouvait dormir plus d'une heure sans qu'on vînt interrompre son sommeil pour le faire travailler.

Il avait eu auparavant beaucoup de misère. A l'époque où il eut sa première attaque, il travaillait à M..., dans une auberge. Il était orphelin et loin de son pays natal. Si, d'après ces antécédents, on cherche à reconstituer l'histoire de ce malade, on voit qu'il naît avec un tempérament mauvais et prédisposé à toutes les affections, par suite des mauvaises conditions dans lesquelles il a été conçu, et par suite surtout de la diathèse héréditaire du père. Cet état, loin de pouvoir s'améliorer sous l'influence d'un bon régime, s'aggrave encore par l'action débilitante de la misère, des privations et de la fatigue, funestes surtout à cet âge, de là, un arrêt de développement, un développement vicieux du crâne et la maladie épileptique. Au moment où nous pouvons observer le nommé P., il présente encore des traces de cet arrêt de développement. Les formes sont grêles et semblent être celles d'une petite fille de 10 à 12 ans. La voix est féminine, les organes génitaux peu développés. La verge est celle d'un enfant de 8 ans. Il n'y a pas de poils au pubis ni en aucune partie du corps. La face est pâle, malgré la rougeur des pommettes, propre aux tempéraments lymphatiques. La peau est blanche et transparente. Nous verrons plus loin les modifications qu'il présente au point de vue de l'ossification du crâne. Le malade rapporte sa maladie à une frayeur : deux hommes seraient entrés dans sa chambre, il aurait eu peur et la maladie aurait éclaté immédiatement, par un accès violent. Que ces hommes aient existé, ou qu'ils n'aient été, comme c'est probable, que des fantômes de son imagination, l'excitation cérébrale, qui en a été la suite, a été l'occasion du premier accès, mais non la cause de la maladie, et, ce qui le prouve, c'est que la moindre impression suffit encore pour amener les crises; or, on ne saurait admettre d'habitude pathologique, surtout en présence des intervalles des attaques et de leur irrégularité. Le médecin qui avait amené le malade disait que le moindre ébranlement, le roulement d'une voiture, un cri, un coup de sifflet avaient suffi pour causer ces accès durant la route; l'émotion causée par l'examen que nous lui faisons subir produit le même résultat, et voici ce qui se passe : brusquement le malade présente un peu de cyanose, puis, tout aussitôt, quelques contractures des muscles de la face du côté gauche, la commissure labiale de ce côté est tirée en arrière. Alors apparaissent des mouvements des bras de peu d'étendue et dans le même sens de dedans en dehors. Le malade est resté debout, soutenu par un infirmier, on le couche; il ne présente pas d'écume aux lèvres, mais une légère dilatation pupillaire. Tout à coup, il se met sur son séant et veut courir hors du lit, on le maintient et un nouvel accès se produit après un coma de quelques secondes pendant lequel le malade a penché la tête. Après la seconde crise, peu ou point de coma. Après quelques contractions des muscles de la face, le malade ouvre les yeux, et, sans paraître étonné, se met sur son séant; il éprouve encore quelques secousses brusques, mais il n'en a pas conscience, il ne les sent pas et il nous dit qu'il ne se souvient de rien, qu'il a d'abord été étonné de se voir couché, mais qu'ensuite et immédiatement il a bien présumé qu'il a eu un accès. Un autre jour, en regardant le malade dans les yeux d'une manière sévère, nous produisîmes le même effet. La peur produit chez lui le même résultat que l'onanisme chez les autres; il s'adonne du reste également à ce vice. Il raconte qu'un jour il est tombé d'une échelle à la suite d'un accès, s'est cassé une jambe, contusionné la tête, enfoncé une côte; il présente de fréquentes attaques chaque jour. Les divers médicaments produisent peu d'effet et on lui donne sans grand succès le bromure de potassium à dose de 5 et 6 grammes chaque jour. On le remplace par le saccharure de valériane a dose de 2 gr. puis de 3 gr. par jour. Les attaques cessent, puis reprennent, elles ne paraissent diminuer que sous l'influence du repos et de la tranquillité, elles paraissent alors d'une manière à peu près régulière, comme on pourra le constater dans les tableaux qui se trouvent à la fin de cette étude.

Les deux observations suivantes sont d'autant plus intéressantes que plusieurs praticiens très-distingués m'ont dit avoir rencontré plusieurs cas analogues dont les sujets sont devenus épileptiques.

OBSERVATION V.

Un jeune garçon, âgé aujourd'hui de dix ans, eut à l'âge de trois ans une maladie d'aspect méningitique; cette affection, dans laquelle prédominèrent les convulsions, fut très-grave, et mit ses jours en danger. L'intelligence était plus développée que ne le comportait l'âge de l'enfant; le développement physique était normal et plutôt fort que faible. Du reste, aucune trace de tuberculose ou d'affection nerveuse dans les ascendants, mais un frère était mort au même âge et dans des conditions analogues. Contre toute attente, cet enfant survécut à la maladie. Mais la convalescence fut longue et pénible. Le petit malade était d'une maigreur excessive, les jambes fléchissaient sous le poids du corps. Il ne savait plus parler, mais l'intelligence était conservée. — Les forces revinrent peu à peu, mais d'une manière excessivement lente. La face était restée très-pâle; d'un autre côté le développement intellectuel se faisait avec une extrême rapidité; et il y avait un défaut d'équilibre évident entre l'état mental et l'état physique, quand tout-à-coup, vers l'âge de sept ans, apparurent des crises convulsives épileptiformes. Nous en fûmes témoins plusieurs fois. D'abord il n'y avait que des contractions musculaires accompagnées de trismus et de grimaces de la face. Cela durait une ou deux minutes, puis le malade pleurait, en accusant une vive douleur dans les membres, qui étaient encore un peu raides, et tout était terminé. Il sentait très-bien venir ces attaques, et il expliquait parfaitement ce qu'il avait ressenti. Il avait toujours le temps d'appeler les personnes de son entourage afin de les prévenir de l'attaque imminente. Peu à peu, ces crises devinrent plus fortes et plus fréquentes. Avant l'accès, le malade s'étendait par terre pour prévenir la chute, puis la crise éclatait et ressemblait, à s'y méprendre, à un accès d'épilepsie. Était-ce le mal caduc vrai? D'après les symptômes on pouvait le croire, mais, connaissant les antécédents du malade et surtout la prédominance remarquable de son développement intellectuel sur son développement physique, nous crûmes plutôt qu'il s'agissait d'une compression anormale du cerveau par le crâne, arrêté dans son développement. Sans nous arrêter à la médication antispasmodique d'usage en pareil cas, nous prescrivîmes quelques bains en insistant surtout sur la nécessité d'un régime très-tonique. Viandes saignantes plusieurs fois dans la journée, vin de Bordeaux à haute dose, huile de foie de morue. Sous l'influence de ce régime les accès diminuèrent peu à peu, comme intensité et comme fréquence, à mesure que les forces revenaient. On en avait observé jusqu'à six ou sept dans la même journée. Aujourd'hui ils sont séparés par un intervalle de plusieurs mois, ils sont de plus en plus espacés, et nous espérons une guérison complète. L'état physique est excellent, l'intelligence au-dessus de la moyenne.

OBSERVATION VI.

Une petite fille E. B., âgée maintenant de six ans, eut vers l'âge de trois ans la coqueluche avec les symptômes ordinaires à cette affection : quintes de toux, vomissements, saignements de nez, etc. Au moment d'une quinte elle eut des convulsions suivies de vomissements. Le tout se calma, dit-on, sous l'influence du sirop d'éther. 24 heures après, nouvelle convulsion avec spasmes des paupières, la fièvre éclata alors et les convulsions continuèrent ; on lui appliqua de la glace sur la tête pendant 35 jours et on lui donna du sulfate de quinine et des purgatifs. Il n'y avait pas de constipation, mais du ballonnement du ventre. L'enfant a toujours toussé. Le vingt-et-unième jour de la maladie, elle est, suivant l'expression de la mère, devenue comme morte, jaune comme de la cire et froide comme la glace ; on employa l'éther et, après être restée vingt minutes dans cet état, elle poussa un cri et revint à elle. A partir de ce moment la petite malade alla mieux, mais resta pendant trois mois paralysée d'un côté et muette. Un an se passa, la malade avait retrouvé la parole et allait à l'école. Vers 4 ans elle commença à avoir des syncopes ; elle était comme une personne qui tombe tout doucement évanouie. D'abord rares, ces accès se renouvelèrent et augmentèrent de fréquence, enfin la petite fille arriva à tomber tout d'un coup et à présenter des mouvements convulsifs ; elle alla jusqu'à l'âge de cinq ans et demi en s'affaiblissant. C'est à cette époque que nous eûmes l'occasion de la voir. Elle était d'une faiblesse excessive, à peine osait-on la transporter, tant elle paraissait près de succomber. On s'attendait à un dénouement fatal. Elle présentait de violents accès qui menaçaient la vie et, nuit et jour, elle était dans un état qui simulait l'état de mal. Ajoutons qu'elle offrait tous les signes de l'idiotie : l'œil était terne et le regard hébété. Impossible d'en obtenir aucune réponse. Cette enfant, comme tous les idiots, cherchait à manger ses excréments. A l'auscultation, aucun signe de tuberculisation pulmonaire. Contrairement au cas précédent, outre la compression par le crâne, nous crûmes à une atrophie cérébrale, mais le traitement était le même. Un régime tonique et, en particulier, la viande crue. Il fallait également chercher à réveiller l'intelligence, sans grand espoir d'obtenir ce résultat, qui était cependant la condition *sine qua non* du salut. Les attaques durèrent encore une quinzaine de jours. Elles ont complètement disparu après six semaines. Aujourd'hui l'enfant ne gâte plus, et ne présente plus le facies idiot. Elle comprend et répond aux questions ; elle joue, paraît gaie, enfin s'améliore de plus en plus et il y a lieu d'espérer une issue heureuse.

Que conclure de ces deux faits ! Les deux malades rentrent dans la catégorie des cas d'épilepsie que l'on fait remonter à un âge antérieur à celui que nous indiquons (12 à 18 ans) ; ils ne sont pas épileptiques, mais ils sont prédisposés à l'épilepsie. Les antécédents expliquent leur état et les modifications qu'un bon régime y a apportées. Supposons-les exposés à la misère et dans l'impossibilité de recevoir des soins appropriés, il n'est pas douteux qu'arrêtés dans leur développement, ils ne fussent devenus épileptiques et incurables. Peut-être même l'affection se confirmera-t-elle en dépit des efforts, mais, quoi qu'il en soit, ces deux faits nous montrent comment se produit la déchéance physique avec l'arrêt de développement, indépendamment de l'hérédité, et ils nous paraissent prouver par la similitude qu'ils présentent avec les antécédents d'un grand nombre d'épileptiques, que l'arrêt de développement est une cause d'épilepsie. Il est un fait d'expérience, c'est qu'un développement retardé se fait ordinairement mal, à moins qu'on n'intervienne d'une manière efficace.

Depuis longtemps déjà, du reste, on a signalé cette cause du mal caduc et on la trouve noyée dans une multitude d'autres dans plusieurs ouvrages. Quelques auteurs n'en parlent que pour la nier d'une manière absolue sans même la discuter. « Ecartons tout d'abord, dit Rosenthal, « les théories plus bizarres que rationnelles qui font dériver l'épilepsie d'une asymétrie du crâne (1). » D'autres auteurs au contraire lui accordent quelque valeur : Herpin, entre autres, conclut d'une statistique que les individus de petite taille sont plus disposés à l'épilepsie que ceux d'une taille moyenne ou grande ; et encore qu'il est impossible de ne pas voir une prédisposition à l'épilepsie dans un retard marqué du développement général. Il va même plus loin et indique la conformation vicieuse du crâne. « Cette cause, dit-il, a souvent été signalée par « Foville. Dans nos 68 cas, nous avons rencontré deux « faits, qui se rapportent à cet ordre de prédispositions. « Le sujet de l'observation 24, avait une face qui ressem- « blait beaucoup à celle des acéphales et les fontanelles « n'étaient pas fermées à l'âge de 6 ans. Dans l'obser- « vation 31, nous avons décrit cette forme du crâne com- « primé sur les faces latérales, et présentant une sorte « d'arête fronto-occipitale ; on peut joindre à ces faits « la figure de singe du N° 37, quoiqu'ici la déformation « fût moins marquée (2). »

(1) *Traité des Maladies nerveuses*. — Épilepsie, p. 524.

(2) Herpin, *Traite de l'Épilepsie*, p. 334.

Ainsi, on avait reconnu la déformation crânienne dans l'épilepsie, mais on la considérait comme rare et exceptionnelle. Il fallait, comme on dit, qu'elle sautât aux yeux. Personne n'avait saisi la relation entre cet aspect physique et l'affection même. A M. Lasègue revient l'honneur de l'avoir montrée et d'avoir indiqué la malformation du crâne comme cause unique de l'épilepsie ; c'est lui aussi qui a montré en quoi consiste cette malformation, comme nous le verrons tout à l'heure.

La malformation du crâne existe chez les épileptiques, mais n'est-ce point une simple coïncidence plutôt qu'une cause réelle ? Il faut, en matière d'observation, se défier des coïncidences. Il est bien rare que deux faits pathologiques, se produisant constamment dans les mêmes circonstances, n'aient pas entre eux une relation réelle. Et c'est le cas, dans le sujet qui nous occupe. L'épilepsie vraie apparaît en même temps que se fait la consolidation des os du crâne, et elle n'apparaît que chez les individus où elle se fait mal par un arrêt dans le développement. Comme la malformation, l'épilepsie est définitive. L'épilepsie vraie est immuable et incurable, parce qu'elle est le produit du développement lui-même et fait partie de la constitution de qui la porte. La malformation n'est donc pas une simple coïncidence. Ce n'est pas davantage le résultat de l'affection nerveuse. L'épilepsie suit la malformation, elle ne la précède pas. On trouve le plus souvent la cause qui a produit l'arrêt de développement et le vice de conformation qui en a été la suite, sans faire intervenir l'épilepsie. Affection à manifestations discontinues, ne troublant en rien les fonctions de nutrition, l'épilepsie, moins que toute autre affection du système nerveux, paraît apte à produire de pareils effets. Un des maîtres les plus expérimentés de la Faculté, qui a eu occasion de voir nombre d'épileptiques, nous disait dernièrement que toujours il avait constaté chez eux un aplatissement considérable des circonvolutions. Nous avions fait la même remarque déjà, et nous étions heureux de l'entendre confirmer ainsi d'une manière toute spontanée.

Il est probable que les sutures vicieuses agissent par compression, comme les tumeurs crâniennes, comme le liquide de l'hydrocéphalie. On connaît les expériences de Saviart qui provoquait à volonté les convulsions au moyen de la compression cérébrale. Cette théorie explique tout : « Dès qu'on envisage l'épilepsie sous cet aspect, dit « M. Lasègue, tout ce qui était obscur s'éclaircit, tout ce « qui était complexe devient simple. »

Ainsi l'anatomie pathologique, l'examen des faits, des raisons d'analogie, l'expérimentation, tout concourt à prouver que l'épilepsie est le résultat de la malformation du crâne.

Nous allons voir maintenant à quels signes on peut reconnaître cette importante maladie.

CHAPITRE III.

Caractères de la malformation du Crâne, dans l'Épilepsie vraie.

M. Lasègue, le premier, avons-nous dit, a donné pour cause à l'épilepsie vraie, la malformation du crâne. Comme c'est sur le travail de ce savant professeur que nous nous sommes appuyé dans nos recherches, nous devons ici encore nous y reporter et indiquer brièvement les caractères qu'il assigne à l'épilepsie. Pour lui, le mal caduc n'est pas une maladie, mais une infirmité et il a les règles de l'infirmité : l'immobilité invariable, l'incurabilité. « Infirmité, elle s'acquiert par les deux » seuls procédés possibles : ou un traumatisme à lésions » immuables, ou par une déformation spontanée. » Nous n'avons à nous occuper que de cette dernière. « C'est à l'âge de dix à dix-huit ans que les sutures » si multiples de la base du crâne se consolident ; » les conformations vicieuses des pariétaux, de l'oc- » cipital, de la voûte du crâne, profitent des com-

» pensations bien connues qui en annulent en tout ou
» en partie les effets fâcheux. Il n'en est pas ainsi pour
» les os qui se rattachent à la fois à la face et à la base,
» groupés autour des segments antérieurs du trou
» occipital et subissant le contre-coup, même à distance,
» de leurs variations de formes. La consolidation
» correcte assure la symétrie de l'appareil osseux
» qui concourt à la formation de la base du crâne ;
» incorrecte, elle s'accuse par une asymétrie ; c'est un
» fait depuis longtemps mieux qu'entrevu, constaté
» par des observateurs compétents, que la déformation
» du trou occipital joue un rôle dans la génèse de l'épi-
» lepsie. Son rôle eût été tout autre si, au lieu de
» confondre les épilepsies de divers ordres dans une
» commune description, on avait tenu compte des
» seules épilepsies dues à une erreur de conformation.
» Cette asymétrie est d'une facile constatation : elle
» s'accuse par une saillie plus ou moins notable du
» frontal droit : cette saillie peut aussi exister à gauche,
» elle est plus fréquente à droite. Elle occupe la région
» sus-orbitaire, où elle se trouve plus en arrière au
» niveau de la suture avec le pariétal correspondant
» dont elle compromet la symétrie. On constate à
» l'examen tantôt une asymétrie des orbites, tantôt
» celle d'un des os malaires qui fait une saillie évidente,
» tandis que l'os parallèle subit une dépression ; souvent
» toutes les deux. L'arète qui trace la ligne médiane de
» la voûte palatine est plus ou moins oblique et les
» côtés de la voûte du palais n'affectent pas la même
» courbure. En outre, dans certains cas, le plan qui
» passerait par le centre des apophyses mastoïdes serait
» oblique. Ces asymétries, presque toujours manifestes

» à première vue, quelquefois exigeant une recherche
» méthodique, semblent répondre à deux types : ou la
» face a subi un mouvement de rotation en sens
» inverse du frontal ou elle est entraînée dans la même
» direction. Dans le premier cas, à la saillie frontale
» droite correspond une saillie malaire gauche ; dans
» l'autre, les saillies se dessinent du même côté ; la
» première forme est la plus commune. Enfin, par une
» conséquence toute naturelle, les parties molles du
» visage participent à cette déformation (1). »

Cette malformation crânienne que M. Lasègue caractérise d'une manière si nette et si précise existe chez tous les épileptiques, mais plus ou moins accusée. Assurément, on ne rencontre pas toujours des types achevés ; il y a des degrés dans l'asymétrie et souvent l'épilepsie la suit du minimum au maximum par la fréquence et l'intensité de l'attaque. Au minimum de déformation, tout pourra se borner à des phénomènes d'excitation cérébrale ou à ce qu'on appelle le petit mal. Un degré de plus et l'attaque convulsive apparaîtra, mais elle pourra être rare. Une conformation plus vicieuse encore entraînera des accès complets et fréquents, apparaissant non plus à plusieurs mois d'intervalle, mais chaque semaine, chaque jour et jusqu'à quatre, cinq fois par jour. L'intelligence, en ce cas, est affaiblie ou détruite, comme on l'observe dans les épileptiques types que l'on rencontre dans les asiles. Sur ces derniers malades, l'asymétrie est facile à constater. Sur les idiots épileptiques, entre autres, elle est le plus souvent manifeste; nous avons fait plusieurs fois durant notre internat à l'asile d'Armentières, cette

(1) Lasègue, *loc.*

expérience, de dire, au premier aspect et sans renseignements préalables que tel idiot était épileptique, que tel autre ne l'était pas : nous nous sommes rarement trompés. On peut généralement affirmer qu'un idiot, dont les traits n'apparaissent pas asymètriques au premier aspect, n'a pas d'attaques. La plupart de ces infortunés présentent en outre très-souvent des lésions congénitales diverses des membres, qui prouvent l'origine de leur affection ; que le crâne ait participé à la lésion de nutrition et ils sont épileptiques ; c'est ce qui explique la fréquence de l'épilepsie chez les idiots, et ce fait vient dès lors à l'appui de nos idées sur le sujet. Nous nous souvenons, entre autres cas, d'avoir vu plusieurs épileptiques, idiots ou autres, manquer d'une partie d'un membre par arrêt de developpement, être impotents, culs-de-jatte, etc.; mais, comme nous l'avons dit plus haut, les caractères de malformation ne sont pas toujours aussi nets et, chez d'autres malades, qui s'éloignent davantage du type normal, l'asymétrie pourra être facilement méconnue, si l'on ne procède à un examen rigoureux : c'est ce qui se présente particulièrement chez les malades que le médecin a l'occasion de soigner en dehors des asiles d'aliénés. C'est pourquoi nous croyons utile d'insister sur les détails de .'asymétrie et d'indiquer les caractères de malformation ue notre recherche nous a fait juger les plus sensibles et les plus constants. Si l'on examine un épileptique, de a manière qu'indique M. Lasègue, c'est-à-dire, en lui faisant renverser la tête en arrière de façon à rendre la face parallèle à l'horizon, et si l'on compare entre elles les deux moitiés, droite et gauche, de la tête, on peut constater tout d'abord qu'un plan vertical mené par le milieu du front, du nez et du menton, paraît séparer deux moitiés de têtes distinctes et accolées. Une moitié, ordinairement la droite, paraît plus développée, présente des apophyses osseuses, non pas toujours, comme le dit M. Lasègue, plus saillantes, mais plus épaisses, plus fortes, surtout l'apophyse malaire. Les traits enfin paraissent plus accentués — la moitié gauche, au contraire, est relativement déprimée, les apophyses sont plus minces, les traits sont plus déliés, quelquefois beaucoup plus réguliers. Si l'on vient à comparer toutes les parties entre elles en procédant de haut en bas, on trouve la voûte du crâne irrégulière. La palpation fait constater d'un côté de la ligne médiane des bosses qui n'existent pas de l'autre. Les bosses frontales sus-orbitaires sont plus saillantes qu'à l'état normal, et inégalement développées. Mais il y a surtout une asymétrie palpable qui nous a paru bien plus sensible et plus constante que toutes les autres, c'est celle des orbites, que l'auteur de la théorie se contente d'indiquer sommairement ; c'est, à notre avis, la plus importante, au point de vue diagnostique. Cette asymétrie orbitaire est, généralement, sensible à la vue attentive ; elle l'est toujours au toucher. Les yeux, qui participent, plus que toute autre partie molle, aux lésions osseuses, ne sont pas ordinairement sur le même niveau. Le diamètre transverse des orbites est plus grand d'un côté. Les apophyses orbitaires sont inégales ; le plancher d'un des orbites est abaissé ; enfin il y a une asymétrie que l'on pourrait presque mesurer mathématiquement, dans tous les cas, c'est celle des angles que fait la racine du nez avec l'arcade orbitaire, l'un est plus aigu, souvent c'est le gauche, l'autre est plus obtus, et la différence est accusée par la direction des sourcils correspondants. Il faut seulement observer qu'il est, ici surtout, nécessaire de contrôler un sens par l'autre, la vue par le toucher. Nous avons vu des individus, chez lesquels une affection chronique d'un œil avait déterminé une déviation du sourcil correspondant sans que le système osseux participât à la lésion. Enfin on observe chez les épileptiques vrais des déviations diverses des os du nez, de véritables exostoses très-saillantes. Nous avons vu quelle était l'asymétrie des apophyses malaires, elle manque rarement. Il n'en est pas de même pour celle de la voûte palatine indiquée par le maître, elle est plus difficile à constater et nous croyons qu'elle manque plus souvent.

Nous pourrions donner un grand nombre d'exemples de malformations et d'asymétrie, car nous l'avons constatée chez tous les épileptiques que nous avons pu observer; nous l'avons fait constater aussi plusieurs fois par nos amis, sur les épileptiques que nous avons rencontrés dans les salles de l'hôpital St-Sauveur; mais nous avons cru que quelques cas, pris au hasard, et dont les autres ne seraient qu'une répétition à peu près exacte, suffiraient à la démonstration. Toutes les observations suivantes nous sont personnelles.

Le malade qui fait l'objet de l'observation n° III n'est pas très-asymétrique, et nous le citons à dessein parce que, pour être peu apparente chez lui, la malformation n'en existe pas moins : le côté gauche de la tête paraît plus développé que le droit, la région temporale droite est très-déprimée; nous avons indiqué que le développement du crâne de ce jeune garçon n'est pas encore terminé et qu'il présente un arrêt de développement général, la fréquence de ses attaques doit être attribuée à son impressionnabilité qui touche à l'hystérie; nous avons vu qu'il avait suffi de le regarder fixement pour produire un accès ; lorsqu'on le met à l'abri des émotions vives et qu'on l'empêche de se livrer à des habitudes vicieuses, les crises n'arrivent qu'à de longs intervalles; il lui est aussi arrivé, du reste, d'après ce que m'a rapporté l'interne, de simuler plusieurs attaques. La petite fille dont nous avons rapporté l'observation présente déjà l'asymétrie faciale : il y a lieu de craindre qu'elle ne devienne épileptique ; c'est le contraire pour le jeune garçon que nous avons vu présenter des conditions analogues quoique moins graves ; le crâne est régulier, et grâce au régime qu'il continue de suivre, nous croyons à une guérison définitive.

OBSERVATION VII.

(Recueillie à l'Hôpital Saint-Sauveur.)

Convulsions dans l'enfance. — Deux sœurs tuberculeuses. — Attaques épileptiques. — Asymétrie crânienne. — Incurabilité.

Le nommé Deconinck A., âgé de 16 ans, est entré depuis 3 semaines à l'hôpital. En dépit de son intelligence très-bornée nous parvenons à en obtenir quelques renseignements ; son père vit encore mais sa mère est morte, tout-à-coup, d'après lui ; il a perdu une sœur à la suite d'une longue maladie qui n'a pas duré moins de 7 ans, une autre sœur serait en ce moment malade comme la première, elle est, suivant son expression, comme étique. Lui-même a appris de sa mère qu'il a eu des convulsions vers l'âge de 4 ans, c'est vers l'âge de 12 ans qu'il a commencé à avoir des attaques qui ont continué depuis, sans changement.

Ce malade est un véritable type de malformation ; il présente au plus haut degré le facies épileptique, la bosse frontale droite est très-accusée, elle a approximativement une hauteur d'environ 1 centimètre du point culminant à sa base, le milieu du front présente également une saillie irrégulière, l'apophyse malaire droite est plus grosse, plus épaisse et plus mousse que celle du côté gauche; les traits à droite sont beaucoup moins déliés qu'à gauche, l'angle naso-orbitaire supérieur est plus obtus, le nez est irrégulier, présente plus de hauteur du dos au maxillaire à gauche qu'à droite, la moitié des lèvres du côté droit est plus petite, et, chose que nous avons souvent observée chez les épileptiques, cette moitié seule sert dans la parole tandis que l'autre moitié reste immobile ; le crâne est déformé et irrégulier, l'apophyse mastoïde paraît au toucher descendre plus bas du côté droit, elle paraît être plus en avant, mais nous n'oserions l'affirmer; le membre supérieur droit est atrophié et paralysé, la parole est gênée et légèrement scandée, le diamètre transverse de l'orbite droit est plus petit que le gauche, l'intelligence est très-bornée ; ce malade présente un grand nombre d'attaques, il en a eu jusqu'à 7 par jour.

Réflexions. — Ce malade confirme, à tous points de vue, les idées que nous exposons : il présente comme cause de son affection des antécédents de tuberculose pulmonaire chez les ascendants, la mère a été probablement tuberculeuse ; en tous cas, l'affection de ses sœurs ne peut laisser aucun doute ; ses attaques ont apparu à l'âge indiqué, de 10 à 18 ans, et l'affection est restée invariable, sans produire d'autre trouble fonctionnel que de la faiblesse d'esprit ; ses accès sont très-fréquents et il est très-asymétrique. C'est bien le véritable épileptique, il est resté insensible à toute médication, il va d'un service dans l'autre et on est forcé de le faire sortir en qualité d'incurable.

OBSERVATION VIII.

Épilepsie par dégénérescence heréditaire. — Attaques rares. — Asymétrie peu accusée.

Le nommé Sablon entre à l'hôpital pour des contusions légères de la face qu'il a reçues dans une chute épileptique ; il porte sur la joue des égratignures qui prouvent qu'il est tombé sur la face ; ce malade paraît intelligent et il ne présente pas au même degré que le précédent le facies épileptique ; ses accès sont en effet rares et il nous déclare qu'il n'est pas tombé depuis deux ans ; il est fils naturel, il a encore sa mère, qui serait sujette à des attaques d'hystérie ou d'hystero-épilepsie ; il a eu des convulsions dans son enfance, mais il n'a commencé à perdre connaissance que vers l'âge de 12 ans ; l'asymétrie n'est pas très accusée, mais elle existe : la distance de la racine du nez à l'apophyse orbitaire externe est plus grande à droite, le front est inégal, irrégulier. D'une manière générale le côté droit présente des traits plus déliés que le côté gauche.

Réflexions. — Ce malade rentre dans la classe des épileptiques par dégénérescence héréditaire classifiés par M. Lasègue, comme il suit (1) : enfants d'alcooliques, de vicieux, de vagabonds, de déclassés de toute espèce,

(1) Lasègue, *loc. cit.*

car il ne faut pas oublier qu'il est fils naturel, ce qui, dans le cas, a une grande importance; d'un autre côté, les lésions ne sont pas très-accusées, et on le comprend, il est à peine déchu; conséquence naturelle, et que nous avons indiquée : les accès sont rares; c'est encore un véritable épileptique par les débuts : l'attaque vraie ne débute qu'à 12 ans. Par la marche : aucun trouble fonctionnel : il rentre dans l'état normal dans l'intervalle des accès; il est asymétrique, et lui-même se considère comme incurable, il ne songe pas à faire traiter son affection, mais les contusions; il est entré dans un service de chirurgie et il en sort aussitôt pour aller de nouveau vaquer à ses occupations.

OBSERVATION IX.

(Recueillie à l'Asile des Aliénés d'Armentières. — Service de M. le Docteur Bouteille.

Idiot épileptique. — Accès fréquents suivis d'agitation maniaque. — Asymétrie crânienne. — Traitement par le bromure de potassium à haute dose, sans succès contre l'affection, mais avec la diminution du nombre des attaques.

D.... Henri, né le 8 avril 1854, entré à l'asile le 9 juin 1871. — On n'a aucun renseignement sur les antécédents de ce malade, si ce n'est qu'il est épileptique depuis plusieurs années et qu'à la suite il devient agité et très-violent. Il présente le facies épileptique très-caractérisé, l'œil est brillant, mais le regard est lourd et hébété. — L'état mental est très-mauvais. D... est irritable, surtout après ses attaques, et il pousse, lorsqu'il est surexcité, de véritables rugissements ; à peine dans les moments de calme peut-on en tirer quelques réponses raisonnables ; les gestes sont brusques, la parole lourde et embarrassée ; le malade est obligé de faire effort pour arriver à prononcer ses paroles. A l'examen du crâne : le front est étroit et décrit de bas en haut une courbe très-saillante en avant, mais d'un petit rayon ; au-dessus de l'épine nasale, existe une saillie très-accusée ; il s'en trouve une aussi à la partie externe et supérieure du cercle orbitaire ; la lèvre supérieure est grosse et s'adapte mal à la lèvre inférieure, qui est irrégulière. — Si l'on compare entre eux les deux côtés de la face, on constate, indépendamment de toute mesure exacte, une asymétrie évidente portant sur divers points ; à l'œil, et à la palpation, la bosse frontale droite paraît faire une saillie plus accusée que celle du côté gauche, plus saillante elle-même qu'à l'état normal ; le côté droit de la face paraît plus développé, l'apophyse malaire de ce côté est plus saillante et plus forte. — Les cavités orbitaires sont très-irrégulières : à la partie droite de la racine du nez, à l'union de cette partie avec le bord inférieur de l'orbite, on trouve une saillie osseuse anormale très-visible, l'œil droit paraît situé plus bas que le gauche et l'orbite droit paraît sensiblement plus grand ; mais ce qu'il y a de plus accusé, c'est la différence des angles naso-orbitaires supérieurs : à partir de l'apophyse orbitaire interne du coté gauche, l'arcade orbitaire décrit une courbe d'un rayon très-petit et se dirige aussitôt presque horizontalement en dehors. Du côté droit, l'arcade, monte beaucoup plus haut et décrit une courbe d'un rayon beaucoup plus grand. Le nez est aussi irrégulier, il présente à droite une concavité qui répond à une convexité gauche ; la cloison médiane ne répond pas au sillon médian de la lèvre supérieure, enfin les deux parties de cette lèvre, situées de chaque côté du sillon sont elles-mêmes inégales, la droite étant plus étendue et plus mince ; la gauche plus courte et plus épaisse ; la commissure labiale du côté droit est plus en arrière que du côté gauche, ce qui fait que la partie droite de l'ouverture buccale paraît plus grande, la voûte palatine est à peu près normale ; toutefois, la partie droite de la ligne médiane paraît plus large et moins courbe que la gauche.

Ce malade présente des attaques nombreuses à la suite desquelles il reste dans le coma pendant environ 20 minutes, mais il subit très-violemment l'influence de l'ictus ; quand ses accès ne sont pas suivis de délire et d'agitation, il est plongé dans la stupeur, et paraît à ces moments perdre même la lueur d'intelligence qui lui reste; la fréquence de ses attaques ne trouble du reste en rien sa constitution physique, qui reste bonne.

Réflexions. — Ce malade est très-asymétrique, — il présente un grand nombre d'attaques comme on pourra le voir par le tableau que nous donnons plus loin. Nous ne pouvons dire à quel âge son affection a débuté, mais, d'après le moment de son entrée à l'asile, on peut croire que c'est vers l'âge de quinze ans ; à ce point de vue, il rentre dans la catégorie des véritables épileptiques. — Son affection n'a en rien troublé les fonctions de l'organisme et elle s'est maintenue semblable à elle-même. On peut voir, par le tableau, qu'elle varie même peu de fréquence. — Par son asymétrie très-accusée, par cette fréquence de l'accès et la perte de l'intelligence, on peut le ranger parmi ceux qui sont profondément atteints. C'est un type achevé, dans lequel tout vient à l'appui de notre démonstration.

Dans les observations suivantes, nous nous contentons de donner le tableau des asymétries. Tous les malades qui en font l'objet rentrent dans notre cadre par l'étiologie, les débuts, la marche et l'incurabilité de leur affection ; on pourra voir, dans les tableaux, le degré de fréquence des attaques de plusieurs et comparer avec le degré de malformation qu'ils présentent. Plusieurs de ces malades sont loin d'être des types d'asymétrie et nous aurions pu trouver les lésions plus accusées sur beaucoup d'autres. Mais nous les avons choisis à dessein pour prouver qu'on peut toujours constater la malformation du crâne chez les épileptiques, même moins gravement affectés qu'ils ne le sont généralement comme celui, par exemple, qui a fourni l'observation précédente.

OBSERVATION X.

(Recueillie à l'Asile d'Armentières.— Service de M. le Docteur Bouteille.)

Épilepsie datant de la jeunesse (15 à 20 ans). — Affaiblissement des facultés intellectuelles. — Lucidité en dehors des attaques. — Accès fréquents. — Asymétrie.

K..., épileptique, entré le 17 janvier 1877, sorti non guéri le 11 octobre 1877.

ASPECT GÉNÉRAL.

PHYSIONOMIE — peu intelligente — présentant une gêne sensible, mais peu de désarroi.

FRONT — étroit — très-convexe. — Saillie considérable des parties sus-orbitaires ; saillie d'un côté comparé à l'autre mais peu accentuée et paraissant provenir d'un coup reçu par le malade dans une chute qu'il a faite pendant un accès.

ORBITES OCULAIRES. — Saillie accusée de l'apophyse orbitaire externe gauche.

COTÉ DROIT.	COTÉ GAUCHE.
FRONT.	
Peu de différence.	....
YEUX.	
Sensiblement sur le même plan.	
ARCADE ORBITAIRE ET ORBITES.	
ORBITE. — Diamètre transverse.............. 3 cent. 3	.... 3 cent. 6
Les angles dièdres formés par le plan horizontal de l'arcade orbitaire avec l'apophyse montante du maxillaire supérieur, sensiblement égaux.	....
NEZ.	
Saillie de ce côté, à la partie inférieure de la face externe de l'os propre du nez.	Dévié de ce côté.
LÈVRES.	
Assez régulières.	

VOUTE PALATINE.

Très-asymétrique, déjetée à droite, très-concave. La concavité est telle qu'on ne peut prendre de mesure exacte. Gêne très-accusée de la parole.

En somme, figure régulière, sauf pour le nez et la voûte palatine. Fausses attaques.

On ne constate rien d'anormal sur le reste du crâne.

35 juillet 1877. Bromure de potassium à dose de 7 gram.

Août. Ce malade ne présente presque plus d'attaques depuis qu'il est soumis au traitement, et jusqu'à sa sortie en octobre 1877.

Réflexions. — Ce malade n'est pas, à proprement parler, un type d'asymétrie, bien qu'elle soit sensible; le nombre de ses accès, en dehors de ses habitudes de masturbation, et l'intelligence paraissent en rapport avec les lésions osseuses ; son état mental a été assez bon pour permettre sa sortie.

OBSERVATION XI.

D..., (épileptique).

ASPECT GÉNÉRAL.

PHYSIONOMIE intelligente, sans désarroi et sans gène; pas d'embarras de la parole.

FRONT ordinaire, peu saillant et très-symétrique.

COTÉ DROIT.	COTÉ GAUCHE.
FRONT ET ORBITE.	
Symétrique. — Angle du plan horizontal de l'arcade orbitaire avec la face externe de l'os propre du nez et de la branche montante du maxillaire supérieur — un peu plus aigu.	...... — un peu plus obtus.
YEUX.	
Un peu moins élevé que l'œil gauche.	Un peu plus haut que le droit.
OREILLES.	
	Le pavillon de l'oreille rabattu un peu plus en avant.
NEZ.	
Ordinaire — régulier.	Décrit une légère courbe à concavité gauche.

VOUTE PALATINE.

Normale, régulière, symétrique.

A la vue, le côté gauche de la face paraît légèrement plus accusé que le droit.

En somme, figure et crâne peu asymétriques.

Réflexions. — On pourra voir, par les tableaux, le nombre des accès de ce malade; il est asymétrique, mais ce n'est pas non plus un type extrême; l'état mental est généralement assez bon; il est très-excitable et très-violent; le nombre des accès est très-variable et, avec les lésions de malformation qu'il présente, il a des habitudes vicieuses et il faut tenir compte, chez lui, de ces causes. Comme tous les malades chez qui la fréquence des accès dépend des causes occasionnelles d'excitation, il est très-sensible à l'action du bromure.

OBSERVATION XII.

Épilepsie vraie datant de 15 à 20 ans. — Asymétrie. — Attaques fréquentes. — Incurabilité. — État mental faible.

G..., (épileptique).

ASPECT GÉNÉRAL.

PHYSIONOMIE — ordinaire, ne présentant pas de gêne et pas de désarroi, indiquant même une certaine intelligence.

FRONT — peu saillant, ordinaire.

ARCADES ORBITAIRES très-régulières. — Gêne légère de la parole.

COTÉ DROIT.	COTÉ GAUCHE.
FRONT.	
Bosse frontale un peu moins saillante.	Un peu plus saillante, mais très-peu sensible encore
YEUX.	
Sensiblement sur le même plan.	
ORBITES.	
Presque réguliers.	Angles sensiblement égaux.
APOPHYSES MALAIRES.	
Beaucoup plus développée et donnant 0 c. 6 en plus. En effet, à partir du pavillon jusqu'à apophyse, la partie osseuse mesure 6 cent. 1.	.... 5 cent. 5.
NEZ.	
Régulier.	Un peu déjeté à gauche.
MENTON.	
Fuyant. La branche horizontale du maxillaire inférieur mesure 10 c. 4.	Déjeté de ce côté. Elle mesure 10 cent.
LÈVRES.	
Régulières, symétriques.	
VOUTE PALATINE.	
Régulière, symétrique.	

Remarque. — Seule, la partie droite des lèvres sert à articuler les mots, la moitié gauche et la commissure gauche restant immobiles, et cette moitié des lèvres accolées pendant que le malade parle.

OBSERVATION XIII.

Épileptique depuis une époque indéterminée, avant son entrée; attaques fréquentes. — Entré à l'asile le 2 août 1873, agitation extrême tous les deux mois.

A..., Né le 29 juillet 1844.

CRANE ET FACE.

Comparaison des deux côtés au point de vue de l'asymétrie.

FRONT ordinaire. — La bosse frontale droite est plus développée, les parties sus-orbitaires de chaque côté font une saillie très-notable, de sorte que le front paraît renflé en ce point. — Le nez est très-irrégulier, très-asymétrique, bien que le malade déclare ne jamais être tombé sur le nez dans ses accès.

Face en général asymétrique, comme on peut le constater dans le tableau suivant :

COTÉ DROIT.	COTÉ GAUCHE.
FRONT.	
Bosse frontale très-accusée.	Bosse frontale nullement apparente.
ŒIL.	
Œil situé sur un plan horizontal plus bas.	Situé sur un plan plus élevé.
ORBITE.	
Apophyse orbitaire externe plus développée qu'à l'état normal et plus développée que celle du côté gauche.	Apophyse orbitaire externe plus développée qu'à l'état normal, moins développée que celle qui lui correspond du côté droit.
Diamètre transverse de l'orbite égale 3 centimètres.	Il égale 3 cent. 1.
De l'épine nasale à l'angle externe de l'orbite, on mesure 5 centim. 2.	.... on mesure 5 centim. 5.
Du milieu du bord inférieur de l'orbite, 3 cent. 2.	.... 3 cent. 4.

NEZ.

A l'union de l'apophyse montante du maxillaire supérieur avec les os propres du nez, on trouve une saillie considérable osseuse.	Cette saillie existe également, mais beaucoup moins accusée.
Le nez paraît déjeté brusquement à droite.	.. ..
Le bord inféro-interne de l'orbite décrit avec l'arcade orbitaire une courbe d'un rayon plus petit.	Il décrit une courbe d'un rayon plus grand.
L'angle dièdre est aigu : cet angle est celui que forme le plan mené suivant la face inférieure de l'arcade orbitaire avec celui mené suivant la face externe horizontale de l'apophyse montante du maxillaire supérieur et de l'os propre du nez du même côté.	L'angle est obtus.

APOPHYSES MALAIRES.

Apophyse malaire moins saillante et moins développée.	Plus saillante et plus développée.

OREILLES.

Pavillon de l'oreille rabattant en avant.	Collé à la peau du crâne.

LÈVRE SUPÉRIEURE.

Distance du tubercule médian à la commissure externe. 3 cent. 5.	3 centim. seulement.

TRAITEMENT.

De tout ce qui précède, il est facile de conclure que la maladie épileptique vraie est incurable ; elle renferme tous les cas qui ont toujours fait le désespoir des médecins, et auprès desquels on ne pouvait s'expliquer les succès obtenus ailleurs et annoncés par des hommes savants du reste et très-dignes de foi. Cette incurabilité a été constatée par tous ceux qui ont eu l'occasion d'observer un nombre même assez restreint d'épileptiques. Quiconque a fréquenté les hôpitaux a pu voir ces malheureux caduques qui entrent dans les services, à la suite de contusions légères, qu'ils ont reçues dans un accès, que l'on renvoie d'une salle dans l'autre, que l'on conserve quelques jours par pitié, mais sans même songer à la possibilité de les guérir. « La thérapeutique contemporaine a réussi, dit M. Lasègue, et c'est une de ses conquêtes, à retarder les attaques, sans aller au delà. Les praticiens exercés sont tellement convaincus de l'individualité de l'épilepsie vraie qu'ils se réfugient dans l'empirisme et ne font pas d'emprunt aux médications banales ; les médicaments se sont succédé sans que l'insuccès éteignît le zèle, mais les seuls commerçants ont songé à utiliser les ressources habituelles des formulaires ; ni l'hydrothérapie, ni les toniques ou les antiphlogistiques, ni les dérivatifs de tout ordre, ni les moyens hygiéniques les plus autorisés ne servent même à modérer la maladie ; on ne serait pas excessif en ajoutant qu'ils ont peu de prise sur le malade (1). »

Cependant, ce n'est pas à dire qu'on doive abandonner les épileptiques à eux-mêmes et, toute impuissante qu'elle soit contre le mal lui-même, la Thérapeutique bien dirigée aura des avantages immenses ; elle rendra la vie de ces malheureux plus supportable par la diminution du nombre de leurs attaques, elle mettra leur entourage à l'abri des excitations auxquelles les accès les rendent sujets, elle évitera enfin les complications qui pourraient mettre la vie du malade en danger. Pour être complet, il faudrait étudier le traitement de l'attaque elle-même, depuis son minimum, c'est-à-dire lorsqu'elle est bornée à un peu d'agitation maniaque, à du vertige, à de l'absence, jusqu'au maximum, c'est-à-dire lorsqu'il y a état de mal ; mais nous ne voulons considérer que ce qui a trait à notre sujet, c'est-à-dire le traitement de la maladie épileptique en elle-même. Avant tout, il faut chercher à prévenir l'épilepsie et c'est possible jusqu'à un certain point ; le médecin qui connaît la famille à laquelle il donne ses soins depuis plusieurs années peut prévoir l'apparition de l'épilepsie, comme il prévoit celle de la tuberculose pulmonaire ; il n'y a de différence qu'un degré de fréquence en moins pour l'épilepsie. Dès qu'on voit un enfant né de parents tuberculeux, syphilitiques, etc., ou, à la suite d'une maladie grave, surtout d'une maladie

(1) Lasègue, *loc cit*

du système nerveux, présenter un arrêt marqué du développement, il faut craindre l'épilepsie; un développement retardé se fait mal et on verra, en ce cas, l'épilepsie éclater plutôt que la tuberculose; à côté de frères et sœurs tuberculeux et dont le développement a été normal, on verra un enfant rester malingre, chétif et présenter enfin vers 15, 18 ou 20 ans des accès du haut mal; il faut donc, dès qu'on peut s'attendre à de pareilles conséquences, combattre cet état par tous les moyens possibles, et pour cela, il faut chercher à favoriser le développement, il faut faire subir à l'enfant un véritable entrainement. Tous les exercices corporels seront indiqués, gymnase, promenade, séjour à la campagne etc. A cela il faut ajouter un régime tonique, huile de foie de morue, vin de quinquina, viandes fraiches et saignantes, de la viande crue, si c'est nécessaire; on a vu dans une de nos observations que nous en avions obtenu les meilleurs résultats. Si l'on n'arrive pas, par ces moyens, à prévenir absolument le mal, on obtiendra toujours ce résultat d'avoir rendu la maladie moins grave et le malade devra, à ces soins intelligents, d'avoir conservé l'intelligence et d'avoir des attaques moins fréquentes. En tous cas, il ne faut jamais dans cette période avoir recours aux médicaments en usage contre la convulsion, tels que la belladone, les opiacés et même le bromure de potassium, parce que, en diminuant l'activité fonctionnelle du système nerveux, ces médicaments ajoutent leur influence débilitante aux causes déjà si nombreuses qui retardent le développement, et c'est justement le développement qu'il faut activer le plus possible et mener à bien. Il ne faut avoir recours à ces médicaments dans cette période, qu'en cas d'absolue nécessité et lorsque la violence de l'ictus menace la vie, il faut, en ce cas même, les abandonner aussitôt qu'on croit le danger passé.

L'épilepsie est-elle confirmée? le malade a-t-il plus de 20 ans? il faut diminuer le nombre de ses attaques afin de lui faciliter l'exercice de sa profession et les rapports avec la société; à cela, on peut arriver par deux moyens combinés : un régime bien entendu et les médicaments dont on connaît l'influence.

Le régime sera hygiénique; nous n'avons pas besoin d'entrer dans les détails; il sera avant tout régulier. — Le malade doit faire toute chose à son heure sans qu'un jour diffère du jour précédent, sous quelque prétexte que ce soit; il est parfois difficile de l'obtenir, mais le sujet finit par s'y soumettre lorsqu'on lui en fait voir les conséquences et les avantages, il faut interdire absolument l'usage du tabac et les excès alcooliques. Nous avons observé à l'asile d'Armentières une diminution notable du nombre des attaques à la suite de l'interdiction du tabac, et il est connu de tous que l'abus de l'alcool est funeste aux épileptiques et aggrave singulièrement leur état en le disposant aux complications. Enfin, on doit éviter au malade toute émotion morale vive, toute cause d'excitation cérébrale. La seule prescription de cette hygiène nous a donné les plus heureux résultats, et la régularité du régime a suffi pour réduire de moitié le nombre des attaques. A côté de ce moyen, nous avons un médicament précieux, qui laisse bien loin derrière lui tous ceux que l'on avait préconisés auparavant, tels que la belladone tant vantée par Trousseau, la valériane, les opiacés, les sels de zinc auxquels Herpin reconnaît tant de valeur ; nous voulons parler du bromure de potassium. A Dieu ne plaise que nous prétendions nier la valeur des médications diverses pronées par les auteurs. Nous croyons que toutes ont une influence réelle sur la fréquence des accès et cela se comprend facilement : en diminuant l'excitabilité cérébrale, ils s'opposent aux effets des causes occasionnelles qui peuvent produire la crise. Mais de tous, le bromure de potassium est celui qui nous paraît avoir le plus d'efficacité. Nous l'avons expérimenté concurremment avec d'autres la valériane par exemple, sur des malades qui présentaient deux, trois et jusqu'à cinq attaques par jour. Toujours il a produit des résultats plus rapides et plus certains ; jamais il n'a failli à la tâche et nous le considérons comme un véritable spécifique contre l'accès. Voici ce que nos observations nous ont permis de constater sur son action. Lorsqu'on donne le bromure à dose de 5 ou 6 grammes par jour à un épileptique, pour débuter, on observe au bout de deux ou trois jours une diminution réelle des attaques. Tel épileptique, qui avait un accès et même plusieurs, chaque jour, n'en a plus pendant quinze jours, un mois et plus ; puis il revient une attaque, et après elle il y a un intervalle plus grand qui peut par la suite aller jusqu'à un an et même deux. C'est ce qui, parfois, a fait croire à une guérison définitive, mais, au bout de ce temps et malgré la continuation du traitement, les crises reparaissent avec leur régularité ancienne et leur fréquence et cela se produit à quelque dose qu'on administre le médicament : huit, dix et même douze grammes par jour. Nous avons donné le bromure de potassium à dose de 7 grammes pendant plus d'un an à un épileptique qui tombait toutes les semaines et parfois plus, nous avons obtenu des intervalles de plusieurs mois, puis peu à peu l'affection est revenue au point de départ. Chez un autre aliéné épileptique, dont l'observation est relatée plus haut, nous étions arrivé à produire une véritable stupeur, en donnant le bromure à dose de 8 grammes par jour. Les accès furent supprimés pendant plusieurs semaines, tandis qu'ils se présentaient plusieurs fois par jour auparavant, puis malgré l'état d'hébétude dans lequel il était plongé, les attaques reparurent, mais moins fréquentes ; dès la suppression du bromure, elles revinrent à la fréquence première. Nous n'avons jamais observé d'accidents réels dans l'administration des doses élevées du bromure, il n'en est pas de même lorsqu'après l'avoir donné un certain temps on vient à le supprimer tout-à-coup. En ce cas, voici ce qui se passe, c'est un fait que nous n'avons vu signalé nulle part, et qui présente plus de dangers, à notre avis, que l'administration du médicament à haute dose.

Lorsqu'après avoir donné le bromure de potassium, à dose de 6 à 8 grammes, par jour, à un épileptique, on vient à cesser tout-à-coup le traitement, on voit le malade rester sous cette influence pendant un certain temps deux, trois, quatre jours, puis les accès reparaissent mais non plus avec la fréquence et intensité ordinaires, les crises sont beaucoup plus fréquentes qu'avant le traitement et plus violentes ; tel malade qui avait une, deux attaques par jour, arrive à en présenter huit, dix et plus ; nous avons entre autres le cas d'un épileptique à qui on avait supprimé le bromure, tout-à-coup, après le lui avoir donné un certain temps à dose de 7 grs. ; ce malade présenta au bout de trois jours, un grand nombre d'attaques et tomba dans l'état de mal ; il eut jusqu'à cinquante-cinq accès la nuit suivante, on lui fit une saignée d'environ cinq cents grammes, on chercha à lui faire avaler du bromure, on lui fit respirer de l'éther, on lui appliqua des compresses d'eau glacée sur la tête, un vésicatoire à la nuque; tout fut inutile; il vécut deux jours encore dans le coma et finit par succomber. A l'autopsie, on trouva de la méningite, de l'hyperémie cérébrale et un peu de liquide dans les ventricules, il n'est pas douteux pour nous que ce malade n'ait succombé à la suite de la suppression trop brusque du bromure de potassium; quoiqu'il en soit, il est un fait constant, c'est que la suppression brusque du bromure produit une recrudescence dans le nombre des attaques; cet état dure un jour, parfois deux, puis le malade rentre dans l'état dans lequel il se trouvait avant le traitement. Le bromure de potassium ne guérit pas l'épilepsie vraie, mais il diminue le nombre des accès et à ce titre, c'est un des médicaments les plus précieux que nous ayons à notre disposition.

RELEVÉ des attaques en Mars 1875. (*Malades G. obs. XII, D. obs. IX, A. obs. XIII.*)

NOMS & NUMÉROS des OBSERVATIONS.	JOURS.																															TOTAUX.
	1	2	3	4	5	6	7	8	9	10	11	12	13	14	15	16	17	18	19	20	21	22	23	24	25	26	27	28	29	30	31	
A. obs. XIII....	..	..	1	1	1	..	..	..	..	..	..	..	..	..	1	..	..	..	..	1	..	..	..	..	..	..	..	..	..	..	..	5
G. obs. XII.....	..	..	..	..	..	..	..	1	..	1	1	..	2	1	2	1	1	2	1	1	1	..	1	1	..	2	1	..	..	1	..	22
D. obs. IX.....	2	2	1	1	2	1	1	1	1	..	1	..	..	..	..	..	1	1	..	..	..	..	..	..	..	..	..	1	..	..	1	17

REMARQUE.— Nous pourrions donner de même le relevé des accès de ces malades pendant tous les mois de l'année 1875; les résultats sont, à peu de chose près, les mêmes et ils sont restés tels, ainsi qu'on le verra dans les relevés suivants, si l'on tient compte des circonstances particulières comme médication par le bromure de potassium, état de mal, etc.

RELEVÉ des attaques des Épileptiques A. obs. XIII, D. obs. IX, et G. obs. XII, pendant le mois d'Août 1875.

NOMS & NUMÉROS des OBSERVATIONS.	JOURS.																															TOTAUX.
	1	2	3	4	5	6	7	8	9	10	11	12	13	14	15	16	17	18	19	20	21	22	23	24	25	26	27	28	29	30	31	
A. obs, N° XIII.	..	1	..	..	1	..	..	..	..	..	..	1	..	2	1	..	..	..	..	..	..	..	..	..	..	..	..	1	..	..	..	7
D. obs. N° IX...	..	1	2	1	..	1	1	..	1	..	..	1	..	..	..	1	..	..	..	1	..	..	..	1	..	..	..	..	1	1	2	15
G. obs. N° XII.	1	..	1	1	..	1	..	..	1	..	1	..	1	..	1	1	..	1	..	1	1	1	..	..	..	..	..	1	..	..	..	14

Remarque. — Les malades A. et G. ne présenteront pas beaucoup de variations dans la fréquence des attaques comme on pourra en juger, — et ceci tient à diverses causes — leur état mental n'ayant jamais paru susceptible d'être modifié par le traitement, on n'a pas essayé sur eux l'influence des médicaments antispasmodiques on autres. D'un autre côté, leur état mental est très-affaibli et trop émoussé pour qu'ils soient sensibles aux excitations diverses qui occasionnent une recrudescence dans la fréquence des crises. De là vient qu'ils sont plus réguliers.

RELEVÉ des attaques en Janvier 1878 (*Malades A obs. XIII. G. obs. XII. D. obs. IX. D. obs. XI. P. obs. IV.*)

NOMS & NUMÉROS des OBSERVATIONS.	JOURS.																															TOTAUX.
	1	2	3	4	5	6	7	8	9	10	11	12	13	14	15	16	17	18	19	20	21	22	23	24	25	26	27	28	29	30	31	
A. obs. XIII ...	1	..	1	..	1	..	..	..	..	..	..	1	..	..	..	..	..	..	..	..	1	..	.	..	..	..	..	..	..	..	..	5
G. obs. XII....	1	1	..	1	1	1	..	1	1	..	1	1	1	1	1	..	..	1	1	1	1	..	..	..	1	..	1	..	..	1	1	21
D. obs. IX.....	..	..	1	..	..	..	1	..	..	..	..	1	..	..	..	..	..	..	..	..	..	..	1	..	..	..	1	..	..	..	..	4
D. obs. XI.....	..	1	..	..	..	..	..	..	..	..	1	1	..	..	..	..	..	..	..	..	..	..	..	..	..	..	1	1	..	..	..	5
P. obs. IV.....	..	1	..	..	..	1	..	..	..	1	1	..	..	..	..	..	..	..	1	..	..	..	..	..	1	..	2	..	..	..	..	8

REMARQUE. — Le malade D. obs. XI, présente habituellement beaucoup plus d'attaques; il est pendant ce mois sous l'influence de l'action du bromure de potassium qu'il prend chaque jour à dose de 5 grammes, il a été à plusieurs reprises soumis à cette médication, toujours avec le même résultat; il nous est arrivé durant notre internat de lui supprimer ses acces pendant plusieurs mois en lui donnant 6 à 7 grammes du médicament chaque jour, puis les attaques ont reparu; avec la suppression du bromure, elles revenaient à leur fréquence habituelle, suivant une marche que l'on pourra constater dans les tableaux suivants et que nous avons indiquée dans notre travail.

RELEVÉ des attaques d'Epilepsie en Février 1878.

NOMS & NUMÉROS des OBSERVATIONS.	JOURS																														TOTAUX.
	1	2	3	4	5	6	7	8	9	10	11	12	13	14	15	16	17	18	19	20	21	22	23	24	25	26	27	28	29	30	31	
A. obs. n° XIII..																				1	1											2
D. obs. n° IX...		1	1		2	1	1	1	1	1	1			1								1										12
G. obs. n° XII .	1	1		1	1	1	1		1	1	1	1	1	1	1	1	1		1	1		1		1		1	1	1				22
D. obs. n° XI...	1												1									1										3
P. obs. n° IV....															1		1						1		1		1					5

REMARQUE. — Le malade D. obs. n° XI, continue de prendre du bromure à dose de 5 grammes chaque jour ; les attaques ont considérablement diminué de fréquence. — D. obs. n° IX, en prend aussi à partir du 9 du mois.

RELEVÉ des attaques en Mars 1878.

NOMS & NUMÉROS des OBSERVATIONS.	JOURS.																															TOTAUX.
	1	2	3	4	5	6	7	8	9	10	11	12	13	14	15	16	17	18	19	20	21	22	23	24	25	26	27	28	29	30	31	
A. obs. n° XIII.	..	..	..	..	..	1	..	..	..	..	..	..	..	..	..	..	..	..	..	..	..	..	..	..	..	..	..	..	..	..	..	1
D. obs. n° IX..	..	..	..	..	..	..	..	..	..	..	..	..	..	..	..	1	..	..	..	..	..	..	..	..	1	3	3	1	4	4	..	18
G. obs. n° XII..	..	1	1	..	1	1	..	1	1	..	1	1	1	1	1	..	..	1	1	..	1	..	1	1	1	1	1	1	..	1	1	22
D obs. n° XI..	..	1	..	..	1	..	..	..	1	..	..	..	..	..	..	1	..	..	..	..	..	1	1	1	1	2	2	1	1	2	..	16
P. obs. n° IV...	..	..	..	..	..	..	..	..	..	..	..	..	..	..	..	..	..	..	..	..	..	..	..	..	..	..	..	..	..	..	..	•

REMARQUE. — A partir du 20 de ce mois, le bromure a été supprimé aux malades, on peut voir immédiatement les effets. Les accès des malades, obs. IX et XI, reparaissent immédiatement et avec une fréquence qu'ils n'avaient pas dans l'état normal lorsque les malades n'étaient sous l'influence d'aucun médicament.

RELEVÉ des attaques en Avril 1878 (Mêmes malades que précédemment).

NOMS & NUMÉROS des OBSERVATIONS.	JOURS.																														TOTAUX.
	1	2	3	4	5	6	7	8	9	10	11	12	13	14	15	16	17	18	19	20	21	22	23	24	25	26	27	28	29	30	31	
A. obs. n° XIII.	1	1	..	..	..	..	..	..	..	..	..	..	..	..	..	..	..	..	..	..	..	..	1	..	..	..	..	..	..	..	..	3
D. obs. n° IX ..	1	..	1	2	..	..	..	..	..	..	..	..	..	..	..	..	..	..	..	..	..	..	..	..	..	..	..	..	..	..	..	4
G. obs. n° XII..	1	..	1	1	1	1	..	1	..	1	..	..	1	1	1	..	..	1	..	1	1	1	1	..	1	..	..	1	..	..	..	17
D. obs. n° XI..	..	1	..	..	1	2	..	1	..	..	1	1	1	1	..	2	..	..	..	..	..	1	1	4	1	..	1	2	..	2	..	21
P. obs. n° IV...	..	..	1	..	..	..	..	..	..	..	..	..	..	..	..	..	..	..	..	..	..	..	..	..	..	..	..	..	..	..	..	1

REMARQUE. — Le malade D. obs. n° XI, continue de présenter un grand nombres d'attaques, d'abord plus nombreuses à cause de la suppression du bromure, les accès diminuent peu à peu de fréquence pour revenir à l'état antérieur à l'administration du médicament ; le malade n° IX reprend du bromure à cause de la fréquence d'attaques qu'il a présentées en mars dès la suppression du bromure.

RELEVÉ des attaques en Mai 1878 (Mêmes malades).

NOMS & NUMÉROS des OBSERVATIONS.	JOURS.																															TOTAUX.
	1	2	3	4	5	6	7	8	9	10	11	12	13	14	15	16	17	18	19	20	21	22	23	24	25	26	27	28	29	30	31	
A. obs. n° XIII									1			1										1										3
D. obs. n° IX										2	1	1	1	1	1		1															8
G. obs. n° XII		1		1		1			1		1		1		1				1		1	1				1			1		1	14
D. obs. n° XI				1		2	1	1	1	1		2	1		3	2	2				1		1	1	1	2						24
P. obs. n° IV																						1										1

Remarque. — On donne du bromure à dose de 5 grammes par jour au malade D. n° XI mais vers la fin du mois, de sorte que l'on ne pourra voir le résultat que dans les relevés suivants.

RELEVÉ des attaques en juin 1878. *Malades* (*A. obs. XIII.* (*D. obs. IX*) (*D. obs. XI.*) (*G. obs. XII.*) (*P. obs. IV.*)

NOMS & NUMÉROS des OBSERVATIONS.	JOURS.																															TOTAUX.
	1	2	3	4	5	6	7	8	9	10	11	12	13	14	15	16	17	18	19	20	21	22	23	24	25	26	27	28	29	30	31	
A. obs. n° XIII.	1	..	..	..	..	..	..	..	..	..	..	..	..	..	..	..	1	..	..	..	..	..	..	..	..	..	..	..	..	1	..	3
D. obs. n° IX..	..	..	..	..	..	..	..	..	..	..	..	..	..	..	..	..	..	..	..	..	..	..	..	..	..	..	..	..	..	..	..	non observé.
G. obs. n° XII..	..	..	1	1	..	..	1	..	..	1	..	..	..	1	..	..	..	1	..	..	..	..	..	..	..	1	..	..	..	..	..	7
D. obs. n° XI...	..	1	1	..	..	1	..	2	..	..	..	..	2	2	1	..	..	..	..	..	1	1	1	..	1	1	..	2	1	1	..	19
P. obs. n° IV...	..	..	..	11	7	..	..	..	..	..	..	1	..	..	..	..	..	..	..	..	..	1	1	..	1	..	..	..	..	..	..	22

Remarque. — Le malade de l'observation XI prend du bromure à dose de 5 gr. chaque jour. Les attaques sont moins fréquentes qu'à l'état habituel. — Nous ferons remarquer que le malade P. obs. IV a toutes ses attaques par séries mais qu'il en a peu à l'état régulier, ce qui vient à l'appui de ce que nous avons dit à son sujet.

RELEVÉ des attaques en Juillet 1878. (Mêmes malades que plus haut).

NOMS NUMÉROS des OBSERVATIONS.	JOURS.																															TOTAUX.
	1	2	3	4	5	6	7	8	9	10	11	12	13	14	15	16	17	18	19	20	21	22	23	24	25	26	27	28	29	30	31	
A. obs. N° XIII..	1	..	..	1	..	..	..	..	..	..	..	..	..	1	..	..	..	..	..	..	..	1	..	..	..	..	1	..	..	..	..	
D. obs. n° IX...	..	..	..	1	1	1	..	..	1	..	1	..	1	3	1	..	1	..	..	..	..	1	1	..	..	..	3	1	1	..	..	18
G. obs. n° XII..	1	1	1	..	..	1	..	..	..	..	1	..	..	..	..	1	..	..	..	1	..	..	1	1	..	..	1	..	..		..	11
D. obs. n° XI...	..	..	..	..	..	..	1	..	..	..	..	..	..	..	1	..	2	1	..	..	..	..	1	1	..	1	..	..	1	..	..	11
P. obs. n° IV....	..	..	..	..	..	..	..	1	..	..	..	..	..	..	1	4	1	..	..	..	..	..	..	..	..	..	..	2	..	..	..	9

Remarque. — Le malade D. obs. XI, continue de prendre du bromure à dose de 5 grammes chaque jour, les attaques diminuent lentement parce que cette dose est relativement faible.

CONCLUSIONS.

Tout en restant dans les limites assez étroites que nous nous étions tracées, nons avons eu en vue, dans ce travail, la démonstration de plusieurs faits :

1° Nous avons voulu établir, tout d'abord, qu'il y a une maladie épileptique vraie, différant, à tous points de vue, sauf dans le symptôme le plus apparent, la crise convulsive, des affections avec lesquelles on la décrit généralement. Cette confusion a été la cause des obscurités qui ont régné dans l'histoire du haut-mal et a pu amener (chose que l'on croirait à peine) jusqu'à la négation de l'entité morbide de cette affection.

2° Nous croyons avoir démontré que la maladie épileptique est causée par une dégénérescencc, ou transmise ou acquise. Cette dégénérescense s'accuse, ordinairement, par un arrêt de développement. Ce développement retardé, se fait mal, se complète d'une manière plus ou moins vicieuse. Si, à la suite, il y a malformation du crâne, sans compensation, la maladie épileptique est constituée.

3° Cette malformation crânienne épileptogène est sensible à la vue et au toucher. Elle est accusée par une asymétrie faciale.

4° La maladie épileptique rentrant dès lors dans la catégorie des infirmités, est incurable lorsqu'elle est confirmée ; l'âge de vingt ans étant considéré comme la limite extrême après laquelle tout retour définitif est impossible.

5° L'épilepsie vraie ne doit pas cependant être abandonnée à elle-même ; elle a, au contraire, besoin d'une surveillance de tous les instants. Tout d'abord, elle a un traitement préventif de la plus haute importance : On peut prévoir et prévenir l'épilepsie. Est-elle établie sans retour, on peut en éviter les funestes effets, par un traitement hygiénique bien dirigé et au moyen des ressources précieuses que la thérapeutique peut encore mettre à notre disposition. Entre tous les médicaments, le bromure de potassium a une action certaine sur la fréquence des attaques ; il les retarde, sans faire plus, il est vrai ; mais même avec ces bornes restreintes, il reste comme l'une des plus belles acquisitions que la science médicale ait faites dans ces derniers temps.

QUESTIONS.

Anatomie et Histologie normales. — Appareil de la digestion.

Physiologie. — De l'effort.

Physique. — Induction par les courants ; appareils employés en médecine.

Chimie. — Préparation et propriété des sulfures de potassium, de fer, d'antimoine, de mercure.

Histoire naturelle. — Des inflorescences ; comment les divise-t-on ? quelle est leur valeur pour la détermination des genres et des espèces ?

Pathologie externe. — Des abcès du cou et de leur traitement.

Pathologie interne. — De l'hypertrophie du cœur ; du rôle des nerfs vaso-moteurs dans les maladies.

Anatomie et histologie pathologiques. — De la phlébite.

Pharmacologie. — Des préparations pharmaceutiques qui ont les cantharides pour base.

Thérapeutique. — De la médication altérante et de ses principaux agents.

Hygiène. — De l'encombrement.

Médecine légale. — Rigidité cadavérique; phénomènes de la putréfaction modifiés suivant les milieux, le genre de mort, l'âge et les diverses circonstances.

Accouchements. — De l'accouchement par le pelvis.

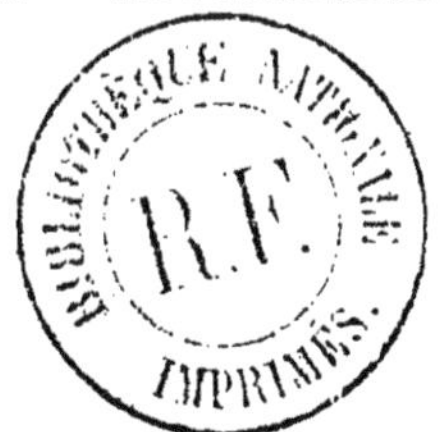

Lille-Imp. L. Danel.

www.ingramcontent.com/pod-product-compliance
Ingram Content Group UK Ltd.
Pitfield, Milton Keynes, MK11 3LW, UK
UKHW020311220726
13923UKWH00003B/1091

9 782019 285104